ÉTUDE GÉNÉRALE

SUR LA

DÉGÉNÉRESCENCE

DITE AMYLOIDE

PAR

LE Dr H. CHEVILLION

ANCIEN INTERNE EN MÉDECINE ET EN CHIRURGIE DES HÔPITAUX DE PARIS.

PARIS

LEFRANÇOIS, LIBRAIRE-EDITEUR,

RUE CASIMIR-DELAVIGNE, 9 ET 10, PLACE DE L'ODÉON

1868

ÉTUDE GÉNÉRALE

SUR LA

DÉGÉNÉRESCENCE

DITE AMYLOIDE

Paris. A. PARENT, imprimeur de la Faculté de Médecine, rue M^r-le-Prince, 31.

ÉTUDE GÉNÉRALE

SUR LA

DÉGÉNÉRESCENCE

DITE AMYLOÏDE

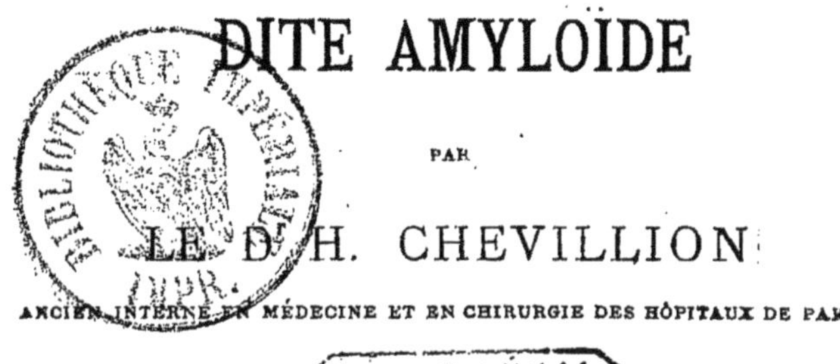

PAR

LE Dr H. CHEVILLION

ANCIEN INTERNE EN MÉDECINE ET EN CHIRURGIE DES HÔPITAUX DE PARIS.

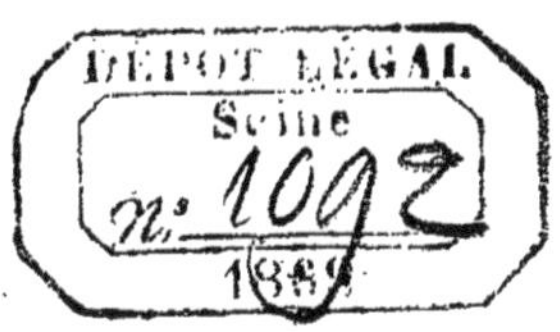

PARIS

LEFRANÇOIS, LIBRAIRE-EDITEUR,

RUE CASIMIR-DELAVIGNE, 9 ET 10, PLACE DE L'ODÉON

1868

ÉTUDE GÉNÉRALE

SUR LA

DÉGÉNÉRESCENCE

DITE AMYLOÏDE

HISTORIQUE ; PLAN DU SUJET.

Nous croyons, dans l'état actuel de la science, pouvoir définir la dégénérescence dite amyloïde, une dégénérescence spéciale, liée dans son développement à un trouble de nutrition de l'organisme, offrant un mode d'évolution presque toujours le même, et une tendance à peu près constante à la généralisation. Son caractère anatomique essentiel est la présence dans l'intérieur même des éléments anatomiques et des parties constituantes des tissus, d'une matière de nature albuminoïde, prenant une coloration particulière, sous l'influence de certaines préparations iodées.

L'altération que nous nous proposons d'étudier ici d'une manière générale, n'a commencé à prendre rang dans la science que dès le jour où une observation plus minutieuse, basée sur des moyens précis d'investigation, a permis de connaître ses véritables caractères. Jusqu'alors, en effet, elle était demeurée confondue au milieu de lésions diverses complétement distinctes par leur nature, et ne présentant entre elles que de grossières analogies d'aspect. Il nous semble d'ailleurs d'un médiocre intérêt de rechercher bien loin si l'altération qui nous occupe avait été entrevue autrefois. Elle faisait probablement partie du groupe des engorgements viscéraux admis par les auteurs anciens, et nous trouvons dans Portal une description assez nette d'un engorgement spécial du foie, coïncidant avec des lésions syphilitiques avancées et présentant un aspect lardacé des plus remarquables.

Faut-il voir dans ce cas isolé un fait de dégénérescence amyloïde? Il est permis de le croire : mais l'examen anatomique, exclusivement fondé sur les caractères extérieurs, nous semble trop incomplet pour ajouter à l'observation de Portal une valeur réelle. Nous en dirons tout autant des altérations du foie décrites plus récemment par Graves et Andral, sous la dénomination commune d'hypertrophie. Il nous faut arriver à Rokitansky (1842), pour avoir sur la question de la dégénérescence les premières notions exactes. Il l'étudia le premier dans ses principaux caractères anatomiques, il découvrit les liens qui la rattachent à certains états cachectiques de l'organisme. Elle fut dès lors séparée des lésions analogues, sous le nom de *métamorphose lardacée*. De cette époque commence véritablement l'histoire de la dégénérescence amyloïde : car le travail d'Hoodgkin, publié en 1832, sur une maladie spéciale de la rate et des ganglions lymphatiques, ne nous paraît pas se rapporter à la métamorphose lardacée. Les premières recherches de Rokitansky, qui avaient plus particulièrement porté sur le foie et les reins, furent bientôt suivies des travaux de Christensen (1844), qui donna à la même lésion le nom de *dégénérescence cireuse*, dénomination plus exacte, et qui fut principalement adoptée dans l'Allemagne du Nord et en Angleterre. Oppolzer et Schrant l'étudièrent dans le foie et lui appliquèrent la dénomination de *métamorphose colloïde*, qui plus tard fut acceptée par Rokitansky dans la troisième édition de son ouvrage. En 1845, Budd décrivait dans son *Traité des maladies du foie*, sous le nom d'*agrandissement scrofuleux*, une lésion évidemment semblable à celle étudiée déjà par Rokitansky, Christensen et Schrant. En résumé, malgré les importants travaux que nous venons de mentionner, la question n'en était pas moins encore bien complexe. On avait séparé l'altération des lésions analogues, on avait surtout mis en lumière le fait de son développement dans la scrofule et certaines maladies constitutionnelles. Mais il régnait encore une profonde incertitude sur sa nature, et les nombreuses dénominations sous lesquelles on la désignait, démontraient bien l'insuffisance des caractères différentiels dont on pouvait disposer. En 1853, Virchow, étudiant l'action des préparations iodées sur les tissus animaux, découvrit que les organes atteints de l'altération connue sous les noms de *métamorphose lardacée*, *colloïde*, *cireuse*, prenaient une coloration spéciale au contact successif de l'iode et de l'acide sulfurique. Il reconnut pour la première fois le fait sur le parenchyme splénique et l'étendit ensuite à un très-grand nombre d'organes, dont la lésion avait jusqu'alors échappé au simple examen anatomique. La découverte du réactif iodo-sulfurique fit faire à la question un pas immense, en révélant un caractère d'une valeur incontestable, et qui appartenait en propre à une altération toujours la même. Virchow admit que la coloration obtenue sous l'influence du réactif démontrait dans les tissus qui la présentent, l'existence d'une matière analogue aux formations amylacées végétales. Il lui donna le nom de *matière amyloïde*, et substitua aux dénominations anciennes de métamorphose lardacée, cireuse, celle plus rigoureuse de dégénérescence amyloïde, généralement adoptée depuis lors. Quelques mois après la découverte de Virchow, Meckel publia son mémoire sur la maladie lardacée : il confirma les résultats énoncés plus haut sur la valeur du réactif iodé, mais il chercha à prouver que la matière dite amyloïde se rapprochait par sa nature des substances grasses et en particulier de la cholestérine. Dans des recherches ultérieures, dont nous trouvons le résumé à peu près complet dans son *Traité de pathologie cellulaire*, Virchow continua l'étude de la dégénérescence : il s'attacha surtout aux caractères anatomiques du processus et à son mode d'évolution dans les principaux organes.

La question entra dès lors dans une voie nouvelle. Soumis à un contrôle plus sévère, les faits se succédèrent en grand nombre. En 1858, la thèse de Pagenstecher, qui résumait, en Allemagne, l'état de la science sur ce point de pathologie, donne le relevé de 31 cas bien observés de dégénérescence. L'altération amyloïde fut d'ailleurs étudiée sous tous les points de vue. La théorie de Virchow, accueillie d'abord avec enthousiasme, devint le point de départ d'une foule de travaux importants qu'il nous serait trop long d'analyser, mais qui eurent pour but de suivre la lésion dans les divers organes, ou d'étudier plus spécialement la nature du produit morbide. Dès l'année 1859, les analyses chimiques de Schmidt et de Friedreich et Kekulé, établirent l'analogie de la matière dite amyloïde avec les substances albuminoïdes. Kuhne et Rudneff, dans des recherches plus récentes (1865), arrivèrent à des résultats pleinement confirmatifs, et leurs procédés plus parfaits permirent d'isoler la matière presque à l'état de pureté.

L'altération était d'ailleurs étudiée dans de nouveaux organes. On soumettait à un examen plus complet les caractères du processus dans ceux qu'elle atteint de préférence. Nous citerons ici les travaux de Friedreich sur la dégénérescence des poumons et des reins, les observations isolées de Beckmann et Neumann, les excellentes recherches de Traube sur l'altération amyloïde des reins (1858-1860). Mais la question, demeurée jusqu'alors sur un terrain presque exclusivement anatomique, restait sacrifiée dans son ensemble à l'étude isolée de la dégénérescence dans certains organes. Dans son étude sur la maladie lardacée (1861), E. Wagner eut le mérite de réagir contre cette tendance. Il réunit les nombreux matériaux épars, compléta sur certains points les notions acquises, en modifia quelques-unes, et il donna de la dégénérescence l'etude générale la plus complète, qui eût encore paru. Les travaux publiés depuis en Allemagne n'échappent pas au reproche que nous faisions plus haut; ils ont cependant mis en lumière un certain nombre de faits importants. Le mode d'évolution du processus a été plus particulièrement recherché, et nous devons mentionner à ce propos un mémoire de Rudneff sur l'altération morphologique des organes abdominaux dans la dégénérescence (1865) et des recherches de Lambl sur la dégénérescence de l'intestin (1864). Citons encore un grand nombre d'observations isolées dues à Lindwurm, Hertz, Neumann (de Kœnigsberg), Cohnheim, Klebs, sur lesquelles nous aurons plus tard à revenir ; un chapitre important consacré par Frerichs à l'altération amyloïde du foie, qu'il désigne sous le nom de *cérumineuse* (1862), et le travail de Rosenstein (1863), qui constitue une monographie complète de la dégénérescence des reins.

Nous terminons cette énumération déjà longue en mentionnant d'une manière toute spéciale une étude de Fehr sur la dégénérescence amyloïde, considérée plus particulièrement dans les reins. Dans ce travail, le plus complet, croyons-nous, au point de vue étiologique, l'auteur, quoique en n'insistant pas suffisamment sur la partie clinique, donne cependant une idée générale assez nette de la dégénérescence. Notons enfin les recherches toute récentes de Neumann sur l'altération amyloïde de l'intestin (1868), une thèse de Taësler sur l'étiologie et le diagnostic de dégénérescence (1867), et une étude de Posca sur la néphrite amyloïde, dans laquelle se trouve relaté un fait très-curieux de dégénérescence généralisée, survenant dans le cours d'une pneumonie chronique.

La question de la dégénérescence amyloïde n'eut pas, en Angleterre et en France, le retentissement que lui donnèrent, en Allemagne, les travaux de Rokitansky et surtout de Virchow. Elle ne fut pas pour cela entièrement négligée, et peu de temps après la découverte du réactif iodo-sulfurique, au milieu même de l'enthousiasme, qui accueillait la théorie de Virchow sur la nature du produit morbide, parut, en Angleterre, une étude de Wilks sur la maladie lardacée (1856). L'auteur n'acceptait pas l'opinion allemande sur la matière dite amyloïde. Il repoussait l'analogie avec les corpuscules amylacés et concluait à sa nature albumineuse. Mais il eut, à notre sens, le grand mérite de ne pas voir dans la dégénérescence une simple lésion des organes, et d'étudier la question au point de vue clinique ; il connaissait d'ailleurs la marche envahissante du processus et les relations étroites qui le rattachent aux cachexies. Dans des recherches étiologiques très-complètes, il démontrait l'influence pathogénique incontestable de la suppuration osseuse, quelle que fut sa cause première, syphilis, scrofule, ou rachitisme. Le travail de Wilks passa inaperçu en Allemagne ; il nous paraît cependant un des plus importants que l'on ait publiés sur la matière. Parmi les auteurs anglais, qui se sont, après Wilks, le plus spécialement occupés de la question, nous citerons Sanders, Gairdner, dont le travail publié dans *Mounthly of Medical Journal* contient les analyses du foie cireux par Drummond ; Todd, qui a principalement étudié la dégénérescence des reins ; mais nous mentionnerons surtout G. Stewart, à qui nous devons de très-intéressantes recherches sur la dégénérescence des reins et sur les hémorrhagies liées à l'altération amyloïde des vaisseaux. Notons encore une curieuse observation de Wilson Fox, un travail tout récent de Dickinson sur la nature de la substance amyloïde, et des recherches de Murchison sur le foie cireux.

Nous ne trouvons en France que peu de matériaux scientifiques à opposer aux nombreux travaux publiés à l'étranger. La dégénérescence amyloïde n'avait pas cependant échappé à l'observation, et il suffit, pour s'en convaincre, de parcourir les *Compte rendus de la Société de biologie* où se trouvent relatés un certain nombre de faits recueillis par MM. Robin, Guyon, Duplay, Charcot, Cornil ; mais les recherches véritablement originales manquent encore presque complétement. Mentionnons cependant, dans les mémoires de la Société de biologie, une étude importante de M. Hayem sur deux cas de dégénérescence dite amyloïde, et un travail du même auteur sur la dégénérescence du tube digestif et du tissu cellulo-adipeux. Outre ces travaux, auxquels nous avons fait de larges emprunts, nous citerons une observation très-détaillée due à MM. Duguet et Hayem, une thèse remarquable de M. Cornil sur les altérations des reins dans la maladie de Bright, et les excellents articles de MM. Jaccoud et Cornil dans les nouveaux dictionnaires.

En terminant ce rapide historique, ajoutons encore que nous avons consulté avec fruit une revue critique publiée, en 1860, dans les *Archives de médecine*, et un travail récent de M. Saviotti, de Turin, sur le processus amyloïde.

Plan du sujet. — Le but que nous nous proposons dans ce travail est de réunir en un tout à peu près complet les matériaux les plus importants parus sur la dégénérescence dite amyloïde. Nous étudierons la question dans son ensemble, en nous basant d'ailleurs exclusivement sur les données scientifiques certaines. Notre sujet se divise donc naturellement en deux parties : une partie anatomique et une partie clinique.

Dans la première, entièrement consacrée à l'anatomie et à la physiologie pathologiques, nous donnerons les caractères essentiels de la matière dite amyloïde, et nous la suivrons dans ses rapports avec les éléments de nos organes. Nous passerons ensuite à l'étude de l'altération et aux particularités qu'elle offre suivant son siége. Nous terminerons par le processus considéré d'une manière générale.

Dans la partie clinique, nous examinerons successivement les conditions étiologiques et pathogéniques du processus, sa nature et les formes cliniques qu'il présente dans la généralité des cas.

PARTIE ANATOMIQUE

CHAPITRE PREMIER.

DE LA MATIÈRE DITE AMYLOÏDE.

La dégénérescence que nous étudions présente, comme caractère anatomique essentiel, l'existence dans les éléments anatomiques et les parties constituantes des tissus, d'une matière offrant, sous l'influence des réactifs appropriés, une coloration spéciale. Cette matière est la substance dite amyloïde.

C'est à Virchow que nous devons, sur ce point, les premières connaissances précises. Nous avons dit plus haut comment cet illustre observateur, en appliquant l'iode à l'étude des tissus animaux, fut amené à découvrir le réactif iodo-sulfurique. Les recherches se succédèrent dès lors avec rapidité. Le microscope permit en quelque sorte de suivre pas à pas le mode d'évolution du produit morbide; on reconnut, et c'est là un fait fondamental, que la matière dite amyloïde existe dès le début dans l'intérieur même des éléments anatomiques.

Considérée dans les organes, elle se présente sous le microscope avec les caractères suivants. C'est une substance homogène, hyaline, transparente, peu réfringente, d'un reflet grisâtre ou très-légèrement bleuâtre. Cette matière infiltre, pour ainsi dire, les éléments des tissus dégénérés. Elle se présente souvent sous forme de masses plus ou moins irrégulières, polyédriques, très-friables, d'aspect quelquefois fendillé. Par tous ces caractères elle s'éloigne, comme on le voit, des éléments figurés, pour se rapprocher des substances amorphes fondamentales de certains tissus.

Des recherches chimiques récentes ont permis d'isoler cette matière presque pure à l'état de masse pulvérulente de couleur blanchâtre. Elle présente d'ailleurs, dans tous les cas, les mêmes propriétés chimiques. Insoluble dans l'eau, l'alcool, l'acide acétique étendu, elle se gonfle dans une solution concentrée de cet acide. L'acide sulfurique et les alcalis concentrés la détruisent. Ses réactions chimiques sont assez nettes ; l'eau iodée lui donne une coloration rougeâtre ou jaune-rouge plus ou moins intense. L'eau iodo-iodurée (Meckel), le chlorure de zinc iodé (Bush), lui donnent une couleur rouge-brun bien plus foncée. Enfin la solution d'iodure de zinc ioduré (Munk) lui fait prendre une teinte rose pâle très-analogue, comme aspect, à la nuance saumonée.

Si l'on vient, après avoir traité cette matière par les préparations iodées, à ajouter, avec les précautions que nous indiquerons plus loin, qnelques gouttes d'acide sulfurique concentré, on détermine une coloration bleuâtre ou violet sale toute particulière. Dans certains cas, cependant, la coloration passe successivement par les teintes vert, bleu ou rouge. Quelquefois aussi elle n'apparaît pas. Hâtons-nous de le dire, il est assez rare que la réaction ne se fasse pas d'une manière complète lorsque l'on a affaire à de la véritable matière amyloïde et que l'on prend les précautions nécessaires.

En résumé, la matière dite amyloïde présente comme caractères spéciaux :

1° Ses propriétés extérieures : elle est amorphe, homogène.

2° Son mode d'évolution : elle existe dans l'intérieur même des éléments anatomiques et des parties constituantes des tissus.

3° Elle offre des réactions particulières sous l'influence des préparations iodées.

Ces caractères suffisent-ils pour différencier la matière dite amyloïde? Cette matière est-elle vraiment spéciale à la dégénérescence qui nous occupe? Est-elle constamment un produit pa thologique sans analogue dans l'organisme? Telles sont les questions qu'il nous paraît nécessaire d'aborder avant d'étudier ses rapports avec les éléments des organes.

En 1845, Schmidt découvrit dans le manteau des *tuniciers* une matière spéciale offrant tous les caractères de l'amidon végétal. Sa découverte fut confirmée, en 1846, par Leydig et Kolliker. Mais ce fait ne dépassa pas l'intérêt d'une simple curiosité scientifique. En 1853, Virchow étudiant, après Purkinje et Valentin, les corpuscules des centres nerveux, reconnut qu'au contact de l'iode, ces petits corps offraient une coloration bleue, analogue à celle que présente l'amidon végétal sous l'influence du même réactif. Se fondant sur cette réaction et sur une structure à peu près semblable, il désigna les corpuscules de Purkinje sous le nom de corps amylacés ou amyloïdes, faisant avec raison remarquer les grands points de ressemblance qui existent entre les concrétions cérébrales et les véritables corpuscules d'amidon. Rencontrant plus tard, dans les organes atteints de *métamorphose lardacée* ou *cireuse*, une substance qui, après s'être colorée en rouge sous l'action de l'iode, prenait ensuite, sous l'influence de l'acide sulfurique, une coloration bleue, il n'hésita pas à rapprocher les faits, et il admit dès lors deux formes de matière amyloïde, offrant comme caractère commun une coloration par les préparations iodées. Seulement, la matière amyloïde des organes frappés de dégénérescence s'y présentait à l'état d'infiltration.

De cette époque date une confusion réellement regrettable. La découverte de Virchow fut accueillie avec enthousiasme, surtout en Allemagne. Les corps amyloïdes se retrouvèrent partout, à l'état sain comme à l'état pathologique, chez l'embryon et chez l'adulte. On les trouva dans la prostate, les poumons, le mucus utérin. Carter et Luys les rencontrèrent à la surface de la peau et des muqueuses. Bush, Carter, Nægeli, allèrent encore plus loin que Virchow : ils proclamèrent l'identité de cette matière avec l'amidon. Rouget et Balbiani cherchèrent à réagir ;

ils démontrèrent que l'amidon n'existait pas dans les organes. Ce que l'on avait pris pour une production des tissus n'était autre que des grains de fécule apportés par les mains de l'opérateur.

Dans un excellent mémoire publié en 1859 dans le Journal de Physiologie, M. Rouget fait trois groupes des corps que l'on a confondus sous le nom commun d'amylacés ou amyloïdes.

Le premier groupe comprend les granules d'amidon, décrits par Carter et Luys comme une production incessante des tissus. Il en rejette l'existence.

Le second groupe renferme les faux amylacés. — Ce sont des corpuscules de provenance variable, n'offrant avec l'iode aucune réaction bien tranchée, mais à peu près analogues extérieurement, aux véritables granules d'amidon. — Ici se placent ce que l'on a désigné sous le nom de sable cérébral, les globes concentriques du thymus, un certain nombre de corpuscules prostatiques, évidemment constitués par des sels calcaires, etc.

Viennent enfin les vrais amylacés ou amyloïdes, ceux que Virchow rapprochait de la matière de la dégénérescence. — Nous pouvons dire qu'aujourd'hui, dans l'état actuel de nos connaissances, la confusion n'est plus possible, et si nous nous arrêtons un instant sur leur étude, c'est pour mieux faire ressortir leurs caractères différentiels.

Les corpuscules amylacés ou amyloïdes existent à l'état normal dans les centres nerveux. — Leur siége de prédilection est la membrane épendymaire, depuis les ventricules cérébraux jusqu'au *filum terminale* de la moelle. On les a retrouvés depuis dans la prostate et le liquide prostatique. — Ils nous paraissent identiques à ceux que M. Robin y a décrit sous le nom de *sympexions*. — Friedreich les a rencontrés dans certaines altérations du poumon qui n'ont d'ailleurs rien de commun avec la véritable dégénérescence. Ils existent enfin dans le mucus vaginal, les follicules utérins, l'oreille interne, peut-être dans la rétine.

Les corpuscules des centres nerveux qui peuvent servir de type à notre description, varient comme volume de 0,04 à 0,07 de millimètre. — Généralement isolés, de forme aplatie, discoïde, à aspect demi-transparent grisâtre, ils offrent habituellement une ou plusieurs séries de couches concentriques, disposées autour de un ou deux noyaux granuleux paraissant leur servir de centre. — L'analogie, comme on le voit, n'est pas complète avec les granules d'amidon. Car rien ici ne rappelle le hile extérieur des grains de fécule. — Examinés à la lumière polarisée, ils présentent dans certains cas, une croix noire en forme d'X : (Bush, Donders). — Le fait a été contesté par Bristowe et Ord. Soumis à l'action de l'iode sans addition d'acide sulfurique, les corpuscules du cerveau donnent tous une couleur bleue, ou bleu grisâtre (Virchow).

On peut d'ailleurs se servir de la solution d'iodure de potassium iodurée, ou mieux encore de la solution de Schultze modifiée par Bush, chlorure de zinc iodé. — Lorsque l'on a soumis les corpuscules à l'action de ce dernier réactif, l'addition de quelques gouttes d'acide sulfurique leur fait prendre l'aspect de petits sacs bleus à parois minces et peu résistantes. — Il est à remarquer que ces caractères ne se retrouvent plus d'une façon aussi nette, lorsque l'on étudie les corps amylacés de la prostate.

Bien plus volumineux que ceux des centres nerveux, puisqu'il en est qui peuvent atteindre un millimètre, les corpuscules de la prostate ne donnent plus sous l'influence des préparations iodées, qu'une coloration verdâtre, ce qui paraît tenir à la présence de matières azotées. — Paulizcky n'adopte pas complétement cette manière de voir. — Pour lui les corpuscules de la prostate sont entièrement constitués, du moins au début, par de la matière amylacée : seulement cette matière peut être plus ou moins remplacée par des sels calcaires et des matières colorantes, ce qui modifie la réaction. — Il n'en admet pas moins l'identité des corpuscules avec les granules d'amidon végétal; il dit même, avoir pu obtenir leur fermentation et leur transformation en glycose.

M. Rouget n'est pas exclusif à ce point : il semble les considérer comme une forme de transition entre les matières ternaires et azotées. — M. Robin admet leur nature franchement azotée. — Ce qui tend à prouver qu'il ne s'agit pas là, d'une simple formation amylacée, c'est que le réactif de Millon les colore en rouge-vif, et traités par l'ammoniaque et l'acide nitrique, ils prennent la teinte orangée de l'acide xanthoprotéique.

En terminant ce qui a trait aux corpuscules dits amylacés ou amyloïdes, ajoutons que, constamment à l'état sain comme à l'état morbide, on les trouve déposés entre les éléments anatomiques des tissus qui les renferment. — Ils peuvent en se multipliant, déterminer par compression, la mort de ces éléments; mais il y a loin de là à une véritable dégénérescence. Aussi repoussons-nous, comme parfaitement inexacte, cette expression de dégénérescence appliquée aux faits nombreux ou l'on a rencontré les corpuscules amylacés, en quantité souvent considérable. — Dans la sclérose diffuse de la moelle et de l'encéphale, lésions assez fréquentes de l'ataxie locomotrice, les corps amyloïdes se montrent, il est vrai, comme complication possible : mais il ne faut pas oublier qu'ils ne constituent pas la lésion principale. — Ils se montrent là comme éléments purement accessoires. D'ailleurs, leur siége en dehors même des éléments des tissus, est un caractère qui, à lui seul, suffirait pour établir une limite bien tranchée, entre ces productions morbides et la véritable dégénérescence.

Si maintenant nous mettons en regard les caractères principaux des corpuscules que nous venons d'étudier, et ceux de la matière dite amyloïde, nous ne trouvons qu'un point bien éloigné de ressemblance. C'est leur impressionnabilité commune aux réactifs iodés. Il est vrai que ce seul caractère a suffi pour entraîner dans la question une confusion que les recherches de la science moderne ont eu peine à faire disparaître. Et cependant, sous l'influence du même réactif, paraissent deux colorations bien distinctes, puisque l'iode colore la matière dite amyloïde en jaune-rouge, tandis que les corpuscules prennent une coloration bleue, ou violet foncé. L'analogie nous semble donc poussée trop loin. Du reste, l'analyse chimique en isolant la matière dite amyloïde, et nous faisant ainsi connaître sa constitution élémentaire, nous aidera à compléter ses caractères différentiels.

§ II. — *Composition chimique.* — Les premières recherches sérieuses sur la composition intime de la matière amyloïde datent des travaux de C. Schmidt, et de Friedreich et Kékulé (1859). A cette époque deux opinions existaient en Allemagne. L'une, la plus répandue, celle de Virchow, concluait à l'analogie avec les formations amylacées; l'autre, soutenue par Meckel, rapprochait l'altération lardacée ou cireuse d'une sorte de dégénérescence graisseuse constituée surtout par des dépôts de cholestérine, et il appuyait sa manière de voir sur la coloration violette ou violet-pourpre que fait prendre à la cholestérine l'action de l'acide sulfurique. C. Schmidt dans une série d'expériences qu'il serait trop long d'exposer ici, prouva que les tissus dégénérés ne sont pas fermentescibles, et ne peuvent se transformer en glucose. Il y démontra la présence d'une certaine quantité d'azote, et rejeta par conséquent toute analogie avec les substances glycogéniques. Les recherches de Friedreich et Kékulé rapprochèrent la substance dite amyloïde, des matières albuminoïdes. Leurs analyses portèrent sur des fragments de rate complétement dégénérée. Par des lavages successifs à l'eau froide, à l'eau bouillante, à l'alcool et à l'éther, ils obtinrent une masse blanche, cireuse, contenant la matière amyloïde et des débris de vaisseaux. Un nouveau lavage à l'éther sépara ces derniers, et ils arrivèrent ainsi à recueillir une poudre blanchâtre donnant la réaction caractéristique.

L'analyse élémentaire de cette substance comparée à l'albumine, donne les résultats suivants :

	Matière amyloïde.	Albumine (Ruling).
Carbone........	53.58	53.8
Hydrogène	7	7.1
Azote..........	15.04	15.5

La matière dite amyloïde par Virchow n'est donc pas un hydrate de carbone, c'est une substance albuminoïde se rapprochant beaucoup de l'albumine. Ce n'est pas non plus de la cholestérine, comme le croyait Meckel.

Friedrieich et Kékulé n'avaient pas tenu compte de la fibrine insoluble dans les divers réactifs employés ; leurs résultats n'étaient donc pas parfaitement exacts. En 1865, Kuhne et Rudneff firent de nouvelles recherches sur le même sujet. Leur procédé est basé sur l'extraction successive et continue avec l'eau froide, les acides dilués et le suc gastrique artificiel. Sans vouloir entrer ici dans des considérations chimiques trop relevées, disons que le procédé de ces expérimentateurs nous paraît à l'abri des reproches faits aux travaux précédents. Les résultats sont bien plus précis et la matière obtenue, à peu près pure. Cette matière contient 15.53 d'azote et 1.3 pour 100 de soufre. Elle donne d'ailleurs les réactions des matières albuminoïdes, lorsqu'on la traite par l'acide nitrique et l'ammoniaque ou par le nitrate acide de mercure (réactif de Millon). Ressemblant surtout à l'albumine, elle s'en sépare ainsi que des autres composés albuminoïdes, par un caractère très-important : le suc gastrique n'agit pas sur elle. Insoluble dans les acides étendus, elle se dissout dans les acides concentrés. La solution qu'elle donne avec l'acide chlorhydrique, renferme de la syntonine. Elle résiste énergiquement à la putréfaction, et on peut la retrouver intacte au milieu même du pus des abcès métastatiques Cohnheim).

Les travaux que nous venons de citer nous semblent démontrer, aussi nettement que possible, la nature albuminoïde de la matière dite amyloïde par Virchow. Cette substance devrait donc, au point de vue de sa constitution intime, être étroitement rapprochée de l'albumine et de la fibrine, avec lesquelles elle offre une ressemblance si frappante. Faisons d'ailleurs remarquer que ce rapprochement avait déjà été fait avant que l'analyse eût permis rigoureusement de l'établir. Les idées de Virchow n'avaient pas été adoptées par tous les observateurs. Dans ses recherches sur les corps amyloïdes du poumon, Friedreich arrivait à conclure qu'ils peuvent se développer aux dépens de la fibrine du sang extravasé.

Linhart constatait la réaction iodo-sulfurique dans les dépôts fibrineux d'une hématocèle ancienne. En Angleterre, Wilks (1856) repoussait formellement l'analogie avec les substances amylacées ; il admettait la nature albumineuse du produit morbide. Budd partageait cette opinion, dans son traité des maladies du foie. Ajoutons enfin que tout récemment, Dickinson présentait à la Société médicale de Londres une substance amorphe qu'il avait obtenue par la désalcalinisation de la fibrine, et qui offrait les réactions particulières de la matière amyloïde : la coloration par les préparations iodées et une action négative sur le sulfate d'indigo.

Nous n'admettons pas évidemment l'identité absolue. La propriété qu'a la matière dite amyloïde de résister énergiquement à l'action du suc gastrique et des liquides dissolvants, sa résistance surtout à la désorganisation, nous semblent des caractères distinctifs d'une haute valeur. Mais il n'en reste pas moins un fait des mieux établis : la substance désignée à tort sous le nom d'amyloïde, puisqu'elle ne présente avec les matières amylacées aucun point de ressemblance, paraît appartenir à ce groupe des composés quaternaires, coagulables et incristallisables, qui jouent un si grand rôle dans la nutrition des tissus.

CHAPITRE II.

CARACTÈRES GÉNÉRAUX DE L'ALTÉRATION.

Après les développements dans lesquels nous venons d'entrer au sujet de la matière dite amyloïde, il nous faut maintenant l'étudier non plus comme substance isolée ayant ses caractères propres et sa composition définie, mais comme produit morbide pouvant, à un moment donné, apparaître dans les organes et leur imprimer des modifications importantes.

Ces modifications sont nombreuses : les unes sont extérieures, elles sont appréciables à un simple examen anatomique ; les autres sont plus intimes, elles échappent à l'exploration directe ; mais alors interviennent deux moyens précieux d'investigation, les réactifs chimiques et l'examen microscopique.

Caractères extérieurs. — Lorsque l'on examine un organe ou un tissu ayant déjà subi une dégénérescence avancée, on lui retrouve, en général, les caractères suivants :

Il est le plus souvent augmenté de volume ; dans certains cas que nous verrons plus particulièrement correspondre à des formes spéciales de dégénérescence, le volume reste normal.

Plus rarement, enfin, il existe une véritable atrophie de l'organe. Alors, presque à coup sûr, existe une lésion concomitante. Nous le verrons plus bas pour les reins, où l'altération amyloïde coïncide fréquemment avec une néphrite interstitielle atrophique.

L'augmentation de volume est d'ailleurs en rapport avec la quantité plus ou moins grande de matière albuminoïde déposée dans l'organe.

Les tissus altérés ont un aspect demi-transparent, jaunâtre, comme vitreux. C'est là un des meilleurs caractères physiques, lorsqu'il existe. On le retrouve toujours sur les coupes examinées au microscope.

La coloration varie, d'ailleurs, du jaune rougeâtre au gris pâle, ce qui paraît tenir à la plus ou moins grande quantité de sang contenu dans les vaisseaux. Il est très-rare que cette quantité reste normale; car, quel que soit l'organe ou le tissu envahi, l'apparition de la matière amyloïde entraîne d'un manière presque constante une véritable ischémie locale. Si l'on pratique une coupe, on reconnaît que les parties dégénérées offrent une consistance plus grande que d'habitude; elles ne s'affaissent pas, mais elles sont devenues plus friables et le couteau les entame facilement. La surface de section est lisse et unie; elle présente à un haut degré l'aspect jaunâtre, translucide qu'offrait l'organe à l'extérieur. Elle possède, en outre, une viscosité caractéristique que l'on retrouve bien rarement dans toute autre altération. Les organes atteints de dégénérescence sont généralement plus pesants qu'à l'état normal, abstraction faite du volume accidentel qu'ils prennent sous l'influence du processus morbide.

Mentionnons, en terminant, un caractère nouveau que nous trouvons relaté dans la remarquable observation de MM. Duguet et Hayem; c'est une odeur spéciale, assez analogue à la levûre de bière fraîche. Cette odeur appartient-t-elle en propre à la dégénérescence du foie et de la rate, ou peut-on en faire un caractère commun à tous les organes? C'est là un point qui appelle de nouvelles recherches.

Les caractères physiques que nous venons d'énumérer ne sont rien moins que suffisants pour faire reconnaître d'une manière certaine la présence de la matière amyloïde. Lorsqu'ils existent avec un ensemble aussi tranché, ce qui est très-rare, la dégénérescence est déjà bien avancée. Nous dirons plus : il nous paraît presque impossible que l'on puisse, par un simple examen anatomique, arriver au diagnostic certain de l'altération. On ne peut que la soupçonner. Le plus souvent, la lésion se trouve disséminée par petits îlots de tissu qui peuvent échapper à l'observateur ou bien encore être masqués par des altérations concomitantes. Il est quelques organes où la dégénérescence, même avancée, peut passer inaperçue, si l'on n'a égard, pour la reconnaître, qu'aux simples caractères physiques. Enfin, la dégénérescence, au début, n'a pas de signe propre. C'est qu'en effet les premières phases de ce travail pathologique, qui a pour but final la transformation et la destruction complètes des tissus qu'il envahit, s'opèrent silencieusement, sans que rien au dehors vienne en manifester l'existence. Aussi, ces modifications intimes nous échapperaient-elles si nous n'avions à nos ordres deux des plus puissants moyens d'investigation qui existent : la chimie et le microscope ; la chimie, qui nous révèle la présence du produit morbide dans les organes et dans les portions d'organes où nous ne le soupçonnions pas encore ; le microscope, qui le suit pas à pas dans son évolution progressive et nous donne la notion exacte du processus qui l'accompagne.

Caractères chimiques. — Un fait très-important, à notre avis, dans l'étude de l'altération amyloïde, c'est que les propriétés caractéristiques de la matière se retrouvent un peu effacées peut-être, mais d'une manière presque constante, quel que soit l'organe ou le tissu envahi. Partout où apparaît de la substance amyloïde, partout aussi se montrent ses réactions spéciales.

Nous ne reviendrons pas ici sur l'histoire de la précieuse découverte de Virchow, rappelons seulement qu'à lui revient tout le mérite d'avoir trouvé le moyen le plus simple et le plus fidèle de reconnaître cette matière dans les tissus dégénérés. On peut, pour obtenir la réaction caractéristique, employer l'iode sous diverses formes. Virchow employait la solution d'iode métallique dans de l'eau distillée. Meckel, se fondant sur le peu de solubilité de l'iode dans l'eau simple, adopta une préparation plus commode, la solution iodo-iodurée. La formule est très-simple : eau distillée, 300 gram. ; iodure de potassium, 3 ; iode métallique, 1. On pourrait à la rigueur se servir de la teinture d'iode, étendue ou concentrée ; mais elle est certainement de toutes les préparations iodées la plus défectueuse : elle n'agit en général que lorsque la dégénérescence est très-avancée, et elle peut n'être suivie d'aucune réaction, surtout lorsqu'il existe dans la partie à examiner une certaine quantité de sang. Les deux préparations qui nous restent à apprécier sont le chlorure de zinc iodé de Bush et la solution d'iodure de zinc ioduré de Munk. La première a l'avantage de développer rapidement une réaction très-intense, mais elle détruit les éléments anatomiques des tissus et ne laisse en quelque sorte subsister que le squelette amyloïde, coloré en rouge-brun foncé. La solution de Munk donne une coloration bien moins prononcée, mais elle n'altère que très-peu les éléments organiques ; aussi les observateurs allemands lui accordent-ils la préférence, car elle est aussi sensible que le réactif de Bush sans en avoir les inconvénients.

Les divers réactifs que nous venons de passer en revue demandent dans leur application certaines précautions que nous croyons à peu près indispensables. Nous empruntons à un mémoire de M. Hayem le passage suivant, qui nous paraît résumer avec autant de précision que possible le mode à employer dans la recherche expérimentale de la réaction amyloïde.

« Après que les organes ont été débarrassés du sang qui s'écoule des vaisseaux, par un lavage rapide dans une cuvette ou sous un filet d'eau, on verse sur les points suspects de l'eau iodée ou mieux du chlorure de zinc iodé. On voit bientôt apparaître une série de points ou de lignes plus foncées tirant sur le rouge sombre. Au début de la dégénérescence, on voit seulement une série de lignes indiquant la distribution vasculaire ; dans les cas, au contraire, où elle est plus étendue, des points plus ou moins considérables du parenchyme prennent la même coloration et forment des dessins variables séparés par des lignes plus pâles. Quand la réaction paraît douteuse, il suffit souvent de renouveler le lavage à l'eau iodée pour la produire. Si l'on vient maintenant à toucher légèrement les points qui ont subi l'action de l'iode avec l'extrémité d'une baguette trempée dans l'acide sulfurique, on voit survenir rapidement une coloration foncée, habituellement d'un violet sale plus ou moins intense. »

Il se présente ici une question importante: La réaction iodo-sulfurique est-elle un caractère certain de la dégénérescence dite amyloïde? Nous devons tout d'abord établir en fait que, dans l'application des réactifs chimiques à l'étude des composés animaux, les précautions à prendre nous paraissent jouer un rôle capital. Le choix de la préparation iodée doit être mis en première ligne. Lorsque l'on veut simplement constater l'existence de la matière amyloïde, le chlorure de zinc iodé nous semble devoir mériter la préférence, à cause de sa sensibilité comme réactif, et de la coloration foncée qu'il développe. Mais, si l'on cherche à étudier le processus morbide, son mode d'envahissement dans les organes, il vaut mieux employer la simple solution iodée, ou plutôt encore les préparations de Meckel et de Munk, qui ne détruisent pas les éléments des tissus.

Une condition importante pour la netteté du résultat, c'est que les parties à examiner soient débarrassées autant que possible du sang qu'elles renferment. Plus, en effet, les tissus seront anémiés, plus aussi les parties altérées trancheront par leur coloration foncée sur la teinte jaune pâle des tissus sains. Il ne faut pas d'ailleurs s'attendre à ce que l'emploi du réactif soit toujours suivi d'une couleur bien nettement tranchée. Dans la dégénérescence, au début, il faut avoir égard à de simples différences de teintes; ici l'examen microscopique doit assurer le diagnostic.

Lorsque l'on veut compléter la reaction, l'addition de l'acide sulfurique exige certaines précautions; car, si l'on venait à ajouter une trop forte quantité d'acide, la substance amyloïde serait détruite ou la coloration disparaîtrait très-rapidement.

La première moitié de l'opération chimique donne généralement des résultats à peu près constants. Sous l'influence de l'iode, les tissus dégénérés prennent dans tous les cas une teinte brun rougeâtre ou jaune-rouge, dont l'intensité varie suivant le choix de la préparation, suivant aussi les organes que l'on examine. Mais, si l'on ajoute ensuite sur les points traités par l'iode quelques gouttes d'acide sulfurique, la réaction peut varier. Nous devons d'abord faire remarquer que la coloration franchement bleue est fort rare ; le plus souvent, elle se rapproche du violet sale ou du violet rougeâtre. Dans certains cas, elle devient bleu verdâtre ou même complétement verte. La coloration peut d'ailleurs apparaître d'emblée ou ne se montrer qu'au bout d'un temps quelquefois assez long. Elle reste uniforme ou passe successivement par une série de teintes, comme le vert foncé, le bleu, le violet et enfin le rouge. — Ces modifications tiennent-elles, comme le croyait Wagner, à la plus ou moins grande quantité d'albuminates contenus dans les tissus? Indiquent-elles certaines différences dans le mode de réaction de la matière dite amyloïde, suivant les organes ou les parties que l'on expérimente? Il s'agit là d'une question de nature dont la solution ne peut guère être donnée dans l'état actuel de nos connaissances. Mais le point sur lequel nous devons surtout insister, c'est que, dans un nombre de cas assez restreint, il est vrai, la coloration préalablement obtenue par l'emploi de l'iode n'a pu être modifiée par l'addition de l'acide sulfurique (Cornil). Et cependant, dans ces faits où l'habileté de l'expérimentateur ne peut être mise en doute, l'examen microscopique démontrait d'une façon péremptoire la présence de la matière amyloïde. Que ressort-il de cette courte discussion? Une conclusion très-légitime à notre sens : c'est que la réaction véritablement caractéristique de la matière amyloïde est la coloration qu'elle prend sous l'influence de l'iode, puisqu'elle se montre d'une manière constante alors même que la réaction par l'acide sulfurique vient à faire défaut. Le réactif iodo-sulfurique n'en conserve pas moins toute sa valeur, mais à la condition qu'on n'attache pas une trop grande importance aux modifications que devrait faire subir l'acide à la teinte rouge-brun donnée par l'iode.

En résumé, la réaction iodo-sulfurique complète indique sûrement la présence de la matière dite amyloïde. Mais la première moitié de l'opération suffit, lorsqu'elle existe seule, pour assurer le diagnostic. Quant à savoir si, en l'absence de toute réaction, il est permis de conclure à la dégénérescence, nous n'hésitons pas à répondre par une négation formelle ; et même dans les cas où l'examen microscopique a été fait, nous croyons que l'observateur avait, dans l'expérimentation chimique, négligé de prendre quelqu'une des précautions indiquées plus haut.

Il nous faudrait maintenant rechercher les modifications que subissent dans leur constitution intime les tissus organiques atteints de dégénérescence. Nous n'avons encore à cet égard que des données très-vagues. Il serait cependant du plus haut intérêt de bien connaître les différences chimiques existant entre la composition des tissus à l'état sain, et leur composition à l'état morbide lorsqu'ils sont modifiés par la présence de la matière amyloïde. Les seuls travaux sérieux entrepris à ce sujet ne portent que sur un seul organe, le foie. Encore, les résultats obtenus ne sont-ils pas bien rigoureux. Drummond, dans plusieurs analyses rapportées par Gairdner, a constaté une évidente diminution de l'eau renfermée dans le foie, lorsqu'il se trouve atteint par la dégénérescence. Frerichs a démontré que le foie et la rate amyloïdes ne contenaient plus ni sucre, ni matière glycogène. Enfin, tout récemment, M. Dickinson a noté une diminution de plus du quart, dans les sels alcalins qui rentrent dans la constitution normale du même organe.

Nous ne nous sommes occupé jusqu'ici que de la recherche expérimentale de la matière amyloïde dans des organes ou des portions d'organes plus ou moins étendues. Le mode de procéder n'est plus tout à fait le même lorsqu'il s'agit de combiner l'emploi des réactifs chimiques à l'étude microscopique des tissus. Il faut, dans ce dernier cas, avoir bien soin de laver au pinceau la coupe que l'on se propose d'examiner. On l'imbibe de la solution iodée, qui colore rapidement en brun-rougeâtre les parties altérés ; ou bien encore, on la fait tremper quelques secondes dans le réactif dont on a fait choix, le chlorure de zinc iodé par exemple. On lave de nouveau la préparation, que l'on recouvre d'un petit verre. Si on veut compléter la réaction, on fait glisser entre les lames de verre qui maintiennent la coupe une ou deux gouttes d'acide sulfurique.

Nous devons faire remarquer que l'on peut, au bout d'un temps très-long, obtenir la coloration iodo-sulfurique dans les organes que l'on a conservés dans l'acide chromique. La conservation dans l'alcool semblerait, au contraire, d'après M. Hayem, s'opposer à son développement.

Caractères microscopiques. — Abordons maintenant l'étude microscopique des tissus atteints de dégénérescence.

Nous l'avons dit plus haut, les modifications intimes que fait subir aux organes la présence de la matière dite amyloïde, échappent à un simple examen anatomique. Les caractères chimiques eux-mêmes, d'une si haute importance lorsqu'il s'agit simplement de révéler l'existence du produit morbide, ne nous apprennent rien sur sa manière d'être vis-à-vis des parties constituantes des tissus qu'il atteint. Il nous faut donc compléter les données un peu vagues de l'expérimentation chimique par les notions exactes d'une observation plus rigoureuse. Or, c'est ici qu'intervient un nouvel ordre de caractères, plus précieux encore que les précédents, puisqu'il peut seul nous faire entièrement connaître le processus pathologique : je veux parler des caractères microscopiques.

Nous suivrons la marche adoptée par M. Cornil dans sa remarquable étude sur la dégénérescence amyloïde. Elle nous semble d'ailleurs le mieux en rapport avec l'état actuel de nos connaissances.

L'étude microscopique des tissus atteints de dégénérescence offre à considérer deux points principaux :

L'état des vaisseaux ;
L'état des éléments périvasculaires.

Altération des vaisseaux. — C'est à Virchow que nous devons les premières recherches précises sur l'altération amyloïde des vaisseaux. La dégénérescence attaquerait d'abord les plus fines artérioles ; elle s'étendrait de là aux capillaires. La matière amyloïde commence à apparaître dans la tunique moyenne du vaisseau. Chaque fibre-cellule se trouve peu à peu transformée en un corps fusiforme compacte, homogène, dans lequel on peut encore, au début, apercevoir le noyau, mais qui perd bientôt toute structure cellulaire. Dans les phases plus avancées, la paroi vasculaire est complétement envahie : elle apparaît alors sous forme d'un cylindre hyalin, brillant à la lumière réfléchie, présentant à son centre une ouverture plus ou moins étroite. Les capillaires ne sont d'ailleurs atteints qu'après les artérioles. Dans son étude sur la dégénérescence lardacée, E. Wagner n'adopte pas entièrement la description de Virchow. L'altération existe bien, d'une manière constante, dans les plus fines ramifications vasculaires et dans les capillaires ; mais elle débute toujours, dans les artérioles, par la tunique la plus interne. La matière amyloïde se montre en dedans de la paroi sous forme d'un renflement fusiforme qui, peu à peu, s'étend à toute la circonférence, en respectant les tuniques moyenne et externe simplement épaissies. Le processus affecte la même marche dans les capillaires. C'est la membrane hyaline qui est seule atteinte. Les noyaux que l'on observe à sa surface ou dans l'intérieur même de la paroi, demeurent presque toujours intacts, et sont repoussés en dehors. La description qu'a donnée Virchow de la dégénérescence amyloïde des artérioles est généralement admise aujourd'hui. On peut d'ailleurs en reconnaître l'exacti tude, en examinant à un faible grossissement, une coupe mince du tissu malade qui se présente alors avec un aspect vitreux des plus caractéristiques. Mais en ce qui touche les capillaires, les conclusions de Virchow nous semblent devoir être modifiées, du moins à certains points de vue. L'altération des capillaires n'est pas, comme l'admet Virchow, toujours consécutive à la dégénérescence des artérioles; elles apparaissent fréquemment ensemble. Dans un certain nombre d'organes, surtout dans les capillaires du foie, dans ceux aussi des poumons et des bronches (Hayem), le processus peut affecter la marche indiquée par Wagner. Les capillaires se montrent à l'examen microscopique sous forme de petits cylindres, offrant à leur surface les noyaux demeurés intacts, et ne présentant plus à leur centre qu'un petit canal presque complétement effacé.

Altérations des éléments périvasculaires. — L'altération des vaisseaux, telle que nous venons de la décrire, peut se rencontrer seule dans un organe, surtout dans les phases peu avancées de la dégénérescence. Wagner est même plus exclusif. Pour lui, la dégénérescence amyloïde est une altération purement vasculaire. Jamais le processus morbide n'atteint les éléments des tissus en dehors des vaisseaux. Les cellules de la rate et des ganglions lymphatiques échapperaient à peine à cette loi. Hâtons-nous de le dire, l'opinion de Wagner n'est plus discutable. Dans l'état actuel de la science et après les nombreuses recherches entreprises à ce sujet, l'altération des éléments périvasculaires ne peut être un objet de doute pour personne. Elle coexiste, dans la majorité des cas, avec la dégénérescence des vaisseaux, mais elle peut aussi se montrer isolément, ou bien coïncider avec des lésions moins prononcées des parois vasculaires. Frerichs l'admet pour les cellules hépatiques; Rudneff l'a constatée dans le foie, la rate et les reins; Fœrster et Neumann dans la dégénérescence du tube digestif. Nous devons cependant reconnaître, avec Virchow, que l'altération débute le plus souvent par les vaisseaux; elle s'étend de là aux éléments périvasculaires. C'est là, d'ailleurs, un point qui appelle de nouvelles recherches; car la dégénérescence offre dans les vaisseaux des caractères si tranchés lorsque l'on a combiné l'emploi des réactifs à l'examen microscopique, elle est, de plus, si facilement appréciable, que les lésions des cellules ou des autres éléments constitutifs de nos tissus, masquées par les altérations plus visibles des vaisseaux, peuvent, surtout à leur début, échapper à l'observation. C'est principalement dans les cellules du foie et de la rate que l'on peut le mieux suivre les caractères du processus. Le contenu de la cellule, légèrement granuleux à l'état normal, devient peu à peu homogène. Le noyau disparaît; puis, quand le processus atteint un degré plus élevé, l'élément perd sa structure cellulaire et devient un corps homogène, irrégulier, véritable bloc de matière amyloïde. La membrane enveloppante de la cellule a-t-elle alors complétement disparu, ou bien se trouve-t-elle seulement cachée par le produit morbide? Il est probable que la cellule entière est détruite par la matière qui s'y dépose. Dans ces phases avancées, l'élément a perdu toute vitalité, c'est un corps inerte désormais incapable de régénération. On trouve alors les cellules dégénérées adhérant fortement aux parties voisines et confondues entre elles. Elles forment, suivant la remarque de Frerichs, de véritables agrégats dans lesquels il devient impossible de reconnaître les parois cellulaires ou même le tissu interstitiel. Dans les degrés ultimes, on ne rencontre plus, dans les parties altérées, que des fragments anguleux, fendillés; ce sont les résidus des éléments organiques détruits.

Ainsi, trois stades principaux dans la dégénérescence des éléments cellulaires :

1° Tout à fait au début, le noyau est encore visible; mais il commence à s'effacer. Le contenu finement grenu de la cellule tend à disparaître; à ce moment, on ne peut soupçonner l'altération commençante que par comparaison avec les lésions vasculaires, quand elles existent, ou celles plus avancées des autres éléments cellulaires

2° A un second degré, la dégénérescence existe. La cellule est transformée en un bloc vitreux, homogène, moulé sur la paroi d'enveloppe, que l'on ne peut plus distinguer ; le noyau a disparu.

3° Plus tard, enfin, la cellule se fragmente, devient anguleuse ; elle a perdu toute structure anatomique.

La description que nous venons de donner ne s'applique pas seulement aux cellules du foie et de la rate ; elle est la même dans tous les éléments à forme de cellule. Ainsi, le processus suit une marche parfaitement analogue dans les cellules des ganglions lymphatiques, des follicules clos de l'intestin, des capsules surrénales, de la glande thyroïde et du thymus. M. Hayem l'a constaté pour les cellules alvéolaires du poumon et les chondroplastes des cartilages bronchiques ; Rudneff, Lambl, Neumann, G. Stewart, Braun, pour les cellules épithéliales du tube digestif et des canalicules urinifères.

I. processus ne reste pas, d'ailleurs, limité à un ou plusieurs ordres d'éléments ; il tend à envahir la presque totalité des tissus. Nous l'avons déjà vu transformant les fibres-cellules des artérioles. On l'a démontré partout où, dans un organe en voie de dégénérescence, existent des fibres musculaires lisses. Le sarcolemme des fibres striées, la membrane hyaline des capillaires et des canalicules urinifères, les fibres et les corpuscules du tissu conjonctif, les vésicules adipeuses elles-mêmes, n'échappent pas à l'action envahissante de la dégénérescence.

En résumé, les modifications intimes que fait subir à un organe le développement de la matière dite amyloïde, peuvent se généraliser au plus grand nombre de ses éléments constitutifs, probablement à tous. Nous devons seulement reconnaître que, suivant l'organe ou le tissu affecté, le processus paraît porter de préférence sur tel ou tel ordre d'éléments, surtout au début ; car, dans les phases extrêmes, on ne retrouve plus trace de la texture primitive : tout peut être envahi.

CHAPITRE III.

DE L'ALTÉRATION AMYLOÏDE SUIVANT LE SIÉGE.

Maintenant que l'altération nous est connue dans ses caractères essentiels, nous pouvons aborder la question du siége, indiquer les organes qu'elle atteint de préférence et rechercher les particularités anatomiques qu'elle leur emprunte.

La dégénérescence amyloïde a été, pour la première fois, étudiée dans les parenchymes glandulaires de la cavité abdominale; elle a, depuis, été constatée dans le plus grand nombre des viscères et des tissus de l'organisme. Il est probable, en ayant égard aux conditions pathogéniques de l'altération, que partout où s'opèrent les échanges intimes de la nutrition, partout où existe un tissu vivant, partout aussi pourra se rencontrer la matière spéciale que l'on doit aujourd'hui regarder comme la caractéristique de la dégénérescence amyloïde.

Il semble cependant que le produit morbide soit, dans sa généralisation, soumis à une marche presque toujours la même, qui règle, pour ainsi dire, son développement.

Les organes qui sont le plus fréquemment atteints sont ceux qui nous paraissent jouer le principal rôle dans la formation du liquide sanguin, ou qui président à la fonction uropoiétique. — Sur 76 cas relevés par Rosenstein, l'altération siégeait 48 fois dans la rate, le foie et les reins : dans la rate et les reins, 20 fois : dans le foie et les reins, 4 fois. — Sur 129 cas recueillis par Fehr, la dégénérescence occupait 63 fois la rate, le foie et les reins : 29 fois la rate et les reins : 30 fois le tube digestif.

D'après Fœrster, l'altération atteindrait par ordre de fréquence : le foie, la rate, les reins; moins souvent, les ganglions lymphatiques, l'estomac et la muqueuse digestive, l'épiploon et les capsules surrénales ; exceptionnellement la muqueuse de la bouche, du pharynx, de l'œsophage, les canaux urinaires, les organes des sens? Les bronches, la prostate ? Les ovaires, les vaisseaux chylifères, le pancréas, les muscles, l'utérus, le cœur, les séreuses et la peau. — Nous devons faire remarquer que Fœrster nous semble, dans son énumération, d'ailleurs assez exacte, avoir confondu, à propos des organes des sens et de la prostate, la véritable dégénérescence amyloïde, avec les corps amylacés ou amyloïdes. L'altération qui nous occupe ne paraît pas avoir encore été constatée dans la prostate, l'organe de la vision et l'oreille interne, qui peuvent au contraire devenir le siége d'une production exagérée de corpuscules amylacés.

Ajoutons à cette énumération déjà longue, les artères des os et du cerveau (Wagner, Tigges, Meckel) les cartilages (Virchow), les poumons, le tissu cellulo-adipeux, la dure-mère, le névrilème d'un nerf (Hayem), peut-être enfin la substance nerveuse centrale et les nerfs sacrés (Wagner). Disons, en terminant, que l'altération amyloïde débute à peu près constamment par le foie, la rate et les reins. — Elle n'atteint jamais les autres organes que secondairement. La dégénérescence isolée d'un organe est un fait exceptionnel : elle n'a d'ailleurs été rencontrée que dans le cartilage (Virchow) et dans les reins, la rate et le foie.

Il nous faudrait maintenant étudier l'altération dans les divers organes que nous venons de passer en revue. Un pareil travail dépasserait les limites que nous nous sommes imposées : nous nous contenterons d'indiquer simplement les particularités anatomiques qu'offre la dégénérescence dans les organes le plus souvent atteints et les plus importants. Du reste, les développements dans lesquels nous sommes entré plus haut, au sujet des caractères généraux de l'altération, suffisent pour donner une notion à peu près complète du processus amyloïde, considéré dans chacun des organes ou des tissus qu'il peut atteindre.

Foie. — Le foie est de tous les organes celui où l'on peut le mieux retrouver les caractères anatomiques de l'altération amyloïde. A son début, la dégénérescence peut rester limitée à de petits îlots de parenchyme; mais souvent aussi elle envahit presque d'emblée des portions plus ou moins étendues de la glande.— Les parties altérées offrent alors l'aspect translucide, jaune vitreux, sur lequel nous avons déjà insisté. — Dans certains cas, il est encore possible de reconnaître à l'œil nu la texture appréciable de l'organe; mais, dans les degrés plus avancés, tout se trouve transformé en une masse vitreuse, homogène, présentant au plus haut degré les modifications physiques, communes à l'altération amyloïde, quels que soient les organes où on les recherche. Nous dirons cependant que l'aspect général varie suivant que la dégénérescence existe seule dans le foie, ou qu'elle coïncide, ce qui arrive assez souvent, avec un certain nombre d'états pathologiques différents. On comprend aussi que la consistance spéciale du tissu amyloïde puisse se trouver masquée par la présence d'une dégénérescence graisseuse un peu étendue. — Notons seulement que l'augmentation de volume se retrouve habituellement dans l'altération amyloïde du foie, surtout lorsque la lésion est un peu ancienne. — Sur 23 cas notés par Frerichs, le foie était 17 fois augmenté de volume : 3 fois seulement, il était diminué, et dans ces derniers cas il existait une lésion coïncidente. — L'augmentation porte d'ailleurs sur la totalité de l'organe, dont la surface demeure lisse et unie, et la consistance généralement plus ferme. Le bord antérieur est aussi moins tranchant qu'à l'état normal, mais sans se rapprocher cependant de la forme arrondie du foie gras.

Si l'on examine au microscope une coupe mince du tissu altéré; on reconnaît d'une façon très-nette la lésion des vaisseaux et des éléments cellulaires que nous avons indiquée plus haut. L'altération ne se développe pas toujours de la même manière, et tandis que, dans certains cas, la dégénérescence semble débuter par les vaisseaux et s'étendre secondairement aux cellules hépatiques, dans d'autres où les éléments cellulaires offrent des lésions très-avancées, on peut facilement injecter les vaisseaux et constater que leurs parois sont à peine épaissies. Dans les phases plus avancées, la dégénérescence a envahi à tel point les artérioles et les cellules hépatiques que l'injection par la veine porte ne réussit que pour de très-faibles portions de l'organe (Rudneff). Assez habituellement, l'altération suit la marche indiquée par Virchow : les artérioles hépatiques sont atteintes en premier lieu ; viennent ensuite les cellules les plus voisines. — L'acinus hépatique pourrait se décomposer en trois zones bien distinctes, souvent appréciables à l'œil nu. — La zone la plus externe, celle qui avoisine les branches de la veine porte, offre une coloration jaune pâle ; les cellules qui la constituent sont en pleine dégénérescence graisseuse. — La partie centrale qui entoure la veine hépatique demeure quelquefois intacte ; mais elle se montre assez souvent infiltrée de granules pigmentaires. — La couche intermédiaire, celle qui entoure les artérioles hépatiques, est pâle, vitreuse, présente en un mot tous les caractères de la dégénérescence amyloïde. — Enfin, dans les phases ultimes, l'altération envahit le stroma conjonctif intra et interlobulaire, quelquefois même les conduits biliaires les plus fins, et les gros troncs vasculaires, comme la veine porte ou la veine hépatique.

La dégénérescence amyloïde du foie coexiste souvent avec un assez grand nombre de lésions diverses, qu'il nous paraît utile d'indiquer ici brièvement.

Ces complications pourraient se diviser en deux groupes :

Les unes appartiennent en propre à l'altération amyloïde, qui doit en être considérée comme la cause première.

Les autres n'offrent avec l'état amyloïde que de simples rapports de coïncidence.

Parmi les premières, nous citerons la transformation graisseuse, l'atrophie et l'état pigmenté des cellules. Viennent ensuite l'épaississement interstitiel du stroma conjonctif, et les extravasations sanguines. Nous n'insisterons pas sur ces complications, que nous aurons à étudier plus loin, à propos de la physiologie pathologique du processus. Elles reconnaissent pour cause principale, l'apparition de la matière amyloïde au milieu des tissus normaux, et leur développement doit être le plus souvent rattaché à de véritables troubles de voisinage, amenés dans les portions de l'organe non encore altérées, par la lésion amyloïde des vaisseaux et des cellules.

Le second groupe de complications comprend les états pathologiques les plus divers. Nous avons indiqué déjà la transformation graisseuse partielle des éléments cellulaires des acini. Mais la dégénérescence graisseuse peut envahir une très-grande étendue du parenchyme hépatique.

Cette complication, d'ailleurs assez peu fréquente, se rencontre surtout chez les sujets tuberculeux.

Notons encore l'état ictérique du foie, les différentes lésions syphilitiques, les dépôts leucémiques, la cirrhose, l'hypertrophie cirrhotique. Ce rapide exposé donne une idée suffisante de toutes les difficultés que peut présenter le diagnostic basé sur un simple examen anatomique. Il est même certaines altérations du foie, qui peuvent isolément revêtir tous les caractères physiques extérieurs de la lésion amyloïde, quoiqu'en étant cependant bien distinctes. Dans une observation de cirrhose hypertrophique publiée en 1859 par M. Charcot, l'erreur n'a pu être évitée que par l'emploi des réactifs chimiques et du microscope.

Rate. — La rate est un des organes le plus fréquemment atteints de l'altération amyloïde : c'est aussi celui où le réactif iodo-sulfurique donne peut-être les résultats les plus nets ; ce que l'on pourrait attribuer, soit à l'état relativement plus avancé de la lésion, soit à quelques différences de nature encore très-imparfaitement connues, que présenterait, dans la rate, la matière dite amyloïde.

La dégérescence se montre d'ailleurs sous deux formes principales : la forme diffuse, la forme disséminée ou circonscrite; c'est à cette dernière que les Allemands ont donné le nom de *Sagomilz* (rate-sagou). En pratiquant une coupe de l'organe, on aperçoit des nodosités sphériques, de la grosseur d'un grain de millet ou d'un petit pois, tranchant par leur aspect vitreux, translucide, sur le fond rouge du parenchyme demeuré intact. Dans la forme diffuse, la rate est quelquefois presque complétement altérée ; mais, le plus généralement, elle offre seulement par places plus ou moins étendues, l'aspect physique général des tissus amylosés. Il existe alors une augmentation de volume, souvent très-prononcée. L'organe est lourd, plus consistant que d'habitude, mais en même temps plus cassant. La coloration est rouge pâle, un peu violacée. La forme disséminée que l'on pourrait, dans un bon nombre de cas, considérer comme le premier degré de l'altération, coïncide ordinairement avec un volume de la rate à peu près normal.

En examinant au microscope une coupe mince du tissu malade, on reconnaît que les deux formes anatomiques que nous venons d'admettre correspondent, en fait, à deux modes distincts de développement du produit morbide. Dans la première, aucun des éléments propres de l'organe peut n'être exclu de la dégénérescence (Rudneff). Elle existe aussi bien dans les éléments cellulaires de la pulpe que dans les vaissaux. Les trabécules mêmes du parenchyme n'échappent pas à la marche envahissante du processus. Dans la seconde, la forme circonscrite, l'altération reste limitée, du moins pour un temps, aux corpuscules de Malpighi, dont les cellules et les vaisseaux peuvent être également atteints. Enfin dans les degrés extrêmes, dégénérescence attaque la capsule d'enveloppe de la rate et les grosses branches vasculaires.

Reins. — La dégénérescence amyloïde se montre fréquemment dans les reins, coïncidant, dans la généralité des cas, avec des altérations de même nature dans les autres organes, et en particulier dans le foie et la rate. Elle pourrait même être la seule manifestation appréciable du processus morbide : Fehr l'a noté 25 fois sur 129 cas de dégénérescence. Mais il est très-probable que dans la plupart de ces faits dont nous ne pouvons cependant révoquer l'exactitude, l'altération était encore à son début, car la dégénérescence isolée d'un organe doit être regardée comme exceptionnelle.

Les caractères généraux de l'altération amyloïde se retrouvent tous dans les reins, mais avec certaines particularités anatomiques que nous devons indiquer. L'altération est habituellement double : elle paraît siéger de préférence dans la substance corticale qui présente souvent dans ce cas une sorte de tuméfaction. Plus rarement, la substance médullaire offre les lésions les plus avancées. La dégénérescence des reins varie d'ailleurs suivant qu'elle existe seule, ou qu'elle se trouve accompagnée d'un certain nombre d'états pathologiques différents, dans lesquels le processus inflammatoire paraît jouer le principal rôle.

Lorsque l'altération amyloïde existe seule, ou simplement associée à la transformation graisseuse de l'épithélium des canalicules, l'organe est généralement augmenté de volume, et cette augmentation paraît surtout porter sur la substance corticale, que nous avons déjà vue être le siége de prédilection du processus amyloïde. La substance médullaire reste le plus souvent normale. La capsule fibreuse d'enveloppe se détache assez facilement de la surface du rein. L'organe apparaît alors avec une coloration pâle, blanc-jaunâtre, marbrée de points jaunes opaques lorsqu'il existe en même temps une dégénérescence graisseuse étendue. Les corpuscules de Malpighi par lesquels débute le plus souvent l'altération, tranchent par leur couleur jaunâtre, translucide, sur la surface anémiée de la substance corticale. On les retrouve avec des caractères encore plus nets à la surface des coupes.

Cette forme de dégénérescence qui est la plus fréquente, se

rapproche beaucoup, comme on le voit, de la forme circonscrite que nous avons admise dans la rate. Bien plus rarement, l'altération prend dès le début la forme diffuse. Cette dernière s'observe habituellement dans les phases extrêmes. La substance médullaire demeure intacte dans la majorité des cas : quelquefois cependant elle paraît le siége principal du processus. Nous en trouvons un très-bel exemple dans le mémoire de M. Hayem, et un second dans le travail de Saviotti (de Turin). Ordinairement la substance médullaire contraste par sa coloration rouge foncé avec l'état profondément anémié de la portion corticale. Il faut voir là l'effet d'une véritable hyperémie de suppléance dont le mécanisme a été parfaitement indiqué par Virchow.

L'aspect général du rein amyloïde peut n'être plus le même lorsque les lésions de la dégénérescence coïncident dans le même organe avec des lésions inflammatoires. Les différences portent principalement sur le volume.

M. Cornil admet deux formes principales : l'une s'accompagnant d'hypertrophie et correspondant au premier degré de la néphrite parenchymateuse : les tubuli sont alors remplis par des éléments cellulaires granuleux, hyperplasiés. Dans la seconde forme, les reins sont petits ou visiblement atrophiés, leur surface est granuleuse. Les granulations, de même aussi que le reste du parenchyme, offrent une certaine transparence comparable à de la cire vierge ou mieux à de l'ambre jaune. Les glomérules de Malpighi se montrent fréquemment à l'œil nu, comme de petits grains saillants et transparents. Cette forme correspond plus spécialement à l'atrophie des canalicules, à la néphrite parenchymateuse avec granulations ; l'épithélium des tubes est atrophié ou en voie de transformation graisseuse.

Le processus amyloïde ne diffère pas dans les reins de celui que nous avons décrit dans le foie et la rate. L'altération peut atteindre les éléments vasculaires aussi bien que les éléments périvasculaires, et ces deux ordres de lésions, jusqu'à un certain point indépendantes, coexistent habituellement dans le même organe.

Les artérioles des glomérules sont le point de départ ordinaire de la dégénérescence : elle s'étend de là aux ramuscules artériels les plus fins des pyramides. Mais, tandis que Wagner limite le processus aux vaisseaux, que Virchow, quoique moins exclusif, ne se prononce que d'une manière assez vague sur la lésion des éléments périvasculaires, Rudneff admet la généralisation possible à toutes les parties constituantes du parenchyme. Dans l'état actuel de nos connaissances, l'opinion de Rudneff nous semble la plus exacte. L'altération des canalicules urinifères ne saurait être révoquée en doute, du moins en ce qui touche la paroi propre du tube. Elle succède d'ailleurs dans la majorité des cas à la lésion des vaisseaux des corpuscules, mais peut aussi, très-rarement il est vrai, constituer l'altération prédominante. Quant à la dégénérescence de l'épithélium, elle est admise par un grand nombre d'observateurs : Rudneff, Braun, G. Stewart, Saviotti, etc. Son existence ne nous paraît pas cependant suffisamment établie. Dans la presque généralité des faits observés à ce point de vue, les cellules épithéliales ont été trouvées, soit distendues, granuleuses comme au début de la néphrite parenchymateuse, soit atrophiées ou en pleine dégénération graisseuse. Plus rarement, l'épithélium rénal présente une altération que l'on pourrait confondre au premier abord avec la véritable dégénérescence amyloïde. Les éléments cellulaires sont envahis par une substance spéciale hyaline, incolore, complétement homogène, dont l'aspect extérieur et le mode d'évolution offrent des analogies évidentes avec la matière dite amyloïde, mais qui s'en sépare nettement par sa non-impressionnabilité aux réactifs iodés, et par son peu de résistance à la digestion artificielle (Rudneff). Il s'agit là d'une véritable dégénérescence, ayant son siége primitif dans les éléments anatomiques, et pouvant aboutir à leur destruction.

Connue depuis longtemps déjà, sous le nom de *métamorphose colloïde*, cette altération a été rencontrée dans un certain nombre d'organes, parmi lesquels le corps thyroïde. Lorsqu'elle occupe l'épithélium des canalicules urinifères, cette substance amène la distension des éléments cellulaires, quelquefois même la rupture de leur membrane d'enveloppe, et l'obstruction des tubuli. On peut facilement comprendre que l'examen microscopique ne suffise plus dans ces cas à établir le diagnostic différentiel, si l'on n'a soin de le compléter par l'application des réactifs chimiques.

L'altération amyloïde des reins coïncide assez souvent avec un épaississement du tissu connectif interstitiel, dû à la multiplication des cellules et des noyaux du stroma conjonctif. Cette lésion, dont nous rattachons le développement à un véritable processus inflammatoire, n'est pas la seule qui puisse venir compliquer la dégénérescence. Le processus inflammatoire ne reste pas toujours limité à quelques parties du parenchyme : il est bien plus fréquent de le voir envahir la presque totalité de l'organe. Tous les observateurs ont noté la néphrite parenchymateuse, au nombre des complications habituelles de l'altération amyloïde des reins ; mais on a fait à ce sujet une confusion qui nous paraît regrettable. Il semble que la dégénérescence amyloïde des reins soit regardée par la plupart des auteurs qui se sont spécialement occupés de la question, comme une simple forme de la maladie de Bright.

G. Stewart, à qui nous devons sur ce point d'excellentes recherches cliniques, divise l'altération en trois périodes : dégénération des vaisseaux, transsudation, atrophie. Cette division est placée en face des périodes de la forme inflammatoire type de la maladie de Bright. Elle établit une sorte de rapprochement entre deux processus qui cependant sont essentiellement distincts.

Rosenstein et après lui M. Cornil admettent que l'altération amyloïde est une suite et une complication de la néphrite parenchymateuse. Elle représenterait donc un stade plus avancé, consécutif au processus inflammatoire.

Ces conclusions ne peuvent être adoptées, du moins pour la généralité des cas de dégénérescence des reins. Il est possible que la néphrite parenchymateuse détermine par elle-même un trouble de nutrition suffisant pour entraîner le développement de la matière dite amyloïde. On expliquerait ainsi un certain nombre des faits de dégénérescence amyloïde bornée aux reins. Mais il ne faut pas oublier que l'altération que nous étudions ici est l'expression d'un trouble général de nutrition de l'organisme ; et ce qui sert à le prouver, c'est sa tendance constante à la généralisation. En se localisant dans le rein, les lésions de le dégénérescence donnent lieu à un groupe de symptômes qui offre une analogie frappante avec la maladie de Bright ; mais le rapprochement ne doit pas être poussé plus loin. En résumé, la néphrite parenchymateuse peut être cause de la dégénérescence amyloïde ; mais son rôle pathogénique ne diffère pas, dans ce cas, de celui que jouent la syphilis, le tubercule ou les suppurations prolongées.

L'altération amyloïde apparaît sous l'influence de l'état cachectique de l'organisme : elle n'apparaît pas seulement dans les reins, mais aussi dans la rate, le foie ou les autres organes.

Pour Rosenstein et M. Cornil, la dégénérescence amyloïde est la suite et la complication de la néphrite.

Pour nous, au contraire, la néphrite, qu'elle se présente d'ailleurs sous la forme parenchymateuse ou interstitielle, doit être le plus souvent considérée comme une simple complication de la dégénérescence, qui s'y rattache dans certains cas par des liens de causalité encore peu connus. Rappelons seulement que nous avons déjà noté, pour le foie, la coïncidence possible d'un processus évidemment inflammatoire avec le processus amyloïde.

A côté de la rate, du foie et des reins, se placent certaines localisations de la dégénérescence, plus rares, il est vrai, mais dont nous croyons devoir donner les principaux caractères, en raison même de leur importance clinique.

Tube digestif. — L'altération amyloïde du tube digestif est de ce nombre. Relativement fréquente, puisque Fehr l'a constaté 30 fois sur 129 cas de dégénérescence, elle échappe souvent à l'observation, surtout au début, où elle ne se révèle par aucun caractère physique appréciable. Elle peut occuper les diverses portions du tube gastro-intestinal, l'œsophage, l'estomac ou l'intestin, en restant limitée aux éléments de la muqueuse ou en envahissant les parois de ces organes. Plus rarement, la muqueuse de la cavité buccale participe elle-même à la dégénérescence. Mais le siége de prédilection du processus amyloïde est l'intestin : c'est là que l'on étudie le mieux la marche du produit morbide et ses modes spéciaux d'évolution. L'altération paraît atteindre de préférence les dernières portions de l'intestin grêle. Les éléments glandulaires de la muqueuse, les follicules clos isolés et agminés, lui servent fréquemment de point de départ. L'aspect des parties dégénérées est d'ailleurs variable. Au début, il n'existe pas, comme nous le disions plus haut, de lésion appréciable. Plus tard, lorsque la muqueuse est frappée dans une étendue suffisante, elle présente une décoloration notable et un aspect grisâtre, demi-transparent, assez analogue à de la cire blanche dont on aurait enduit sa surface. Sa consistance et son épaisseur sont alors généralement augmentées. Tels sont les caractères physiques habituels de l'altération amyloïde de l'intestin. Plus rarement se montrent de véritables ulcérations, déjà notées par Frerichs, mais sur lesquelles M. Hayem a particulièrement insisté.

Ces ulcérations appartiennent-elles en propre à la dégénérescence, comme l'admettent les auteurs que je viens de citer, ou bien doit-on les regarder comme de simples coïncidences, parfaitement indépendantes de l'altération amyloïde? Cette dernière opinion, adoptée par Saviotti dans sa remarquable étude sur le processus amyloïde, ne nous semble pas la plus exacte. M. Hayem, qui les a rencontrées 5 fois sur 5 cas de dégénérescence de l'intestin, observés chez des enfants à la suite de suppurations prolongées, a pu constater ces ulcérations à différents degrés de développement, et il en a donné une description qui nous paraît très-précise.

Les ulcérations amyloïdes reconnaissent pour point de départ ordinaire les follicules clos, isolés ou agminés : elles sont généralement arrondies, taillées à l'emporte-pièce, et succèdent à la dégénérescence complète des éléments vasculaires et périvasculaires des follicules. Leur coloration jaunâtre tranche sur la couleur cendrée profondément anémique de la muqueuse. Le travail ulcératif atteint parfois la tunique musculaire de l'intestin, et l'on conçoit facilement que la perte de substance devienne assez considérable pour aboutir à une perforation.

Le processus amyloïde présente à étudier, dans le tube digestif comme dans les autres organes, deux ordres d'altérations, l'altération des éléments vasculaires et celle des éléments périvasculaires. Considéré dans l'intestin, le processus peut se borner à la muqueuse ou envahir secondairement les tuniques profondes, ou bien encore, ce qui est le plus rare, se limiter aux couches musculaires (Neumann). Aucun des éléments de la muqueuse n'est à l'abri de la dégénération.

Rudneff, Fœrster, Lambl, Lœschner, l'ont constatée dans les cellules épithéliales et le tissu propre des villosités. Nous avons vu plus haut que les follicules clos de l'intestin offraient, dans certains cas, les lésions principales. Ajoutons cependant que l'altération amyloïde débute le plus souvent par les vaisseaux, comme l'indique Virchow. La dégénérescence des parois intestinales succède ordinairement à celle de la muqueuse. Elle paraît exceptionnellement constituer la lésion primitive (Neumann). Le processus atteint surtout les couches les plus internes de la tunique musculaire, et il peut occuper les fibres musculaires lisses aussi bien que les éléments vasculaires.

La dégénérescence du tube digestif coïncide assez souvent, dans ses phases les plus avancées, avec l'altération amyloïde du péritoine et des ganglions mésentériques. Plus rarement elle s'accompagne de lésions de même nature dans le pharynx, la langue, les amygdales, le pancréas ou les capsules surrénales, etc.

Le processus offre dans ces divers organes une marche complétement analogue. Le mode d'évolution ne peut être ramené à un type uniforme toujours le même. La lésion des vaisseaux coexiste, dans la généralité des cas, avec l'altération des éléments périvasculaires; mais ces deux ordres de lésions peuvent, jusqu'à un certain point, demeurer indépendants.

Ganglions lymphatiques. — La dégénérescence des ganglions lymphatiques en est un exemple des plus nets. Cette localisation du processus n'est pas des plus fréquentes : habituellement consécutive à l'altération des organes que nous avons déjà passés en revue, elle présente quelquefois une marche toute spéciale sur laquelle Virchow a insisté. D'après cet auteur, les vaisseaux afférents des ganglions dégénérés proviennent des points de l'organisme où siége la lésion qui a servi de cause déterminante à la dégénérescence. Ainsi, dans les cas de nécrose ou de carie ancienne du fémur, ce sont les ganglions lombaires ou inguinaux qui semblent les premiers atteints. Hâtons-nous de le dire, le fait indiqué par Virchow ne peut pas être généralisé, mais le processus morbide se retrouve toujours avec les mêmes caractères : altération des artérioles afférentes des follicules de la substance corticale, altération des éléments mêmes du follicule, noyaux et cellules lymphatiques. La dégénérescence envahit ensuite les parties profondes, en s'étendant aux divers éléments constitutifs de la glande, mais en respectant le plus souvent la substance médullaire. Les modifications extérieures, en rapport avec les lésions intimes du processus, sont fort peu appréciables. Notons cependant l'augmentation de volume et l'aspect jaune rosé, translucide de la portion corticale du ganglion. Lorsque l'altération est à son début, on peut reconnaître, à la coupe, les follicules malades, qui se montrent alors sous forme de petits points jaunâtres, demi-transparents.

Parmi les nombreux organes qui nous restent encore à étudier, nous ne trouvons guère que les poumons et les muscles qui semblent présenter quelque intérêt pratique. Ce sont aussi les seuls dont la dégénérescence, envisagée au point de vue clinique, puisse se révéler par quelque trouble fonctionnel appréciable.

On ne doit pas confondre la véritable dégénérescence du poumon avec certains états morbides du même organe, bien étudiés par Friedreich, et s'accompagnant d'une production exagérée de corpuscules amylacés. La dégénérescence amyloïde du poumon s'observe très-rarement, et nous croyons que M. Hayem en a publié le premier fait connu dans son *Étude sur deux cas de dégénérescence* (1864). Nous devons à l'obligeance de l'auteur la relation de trois autres faits observés par lui, et c'est d'après ces matériaux que nous essaierons de décrire l'altération amyloïde du poumon.

La dégénérescence débute le plus habituellement (4 fois sur 4) par les grosses bronches, soit d'un côté seulement, soit des deux à la fois ; elle ne s'étend que plus tard au parenchyme de l'organe, après avoir envahi les canaux bronchiques intermédiaires. L'altération, alors même qu'elle est encore limitée aux bronches, présente les caractères suivants : les bronches sont toujours dilatées ; elles offrent à leur face interne une coloration blanc mat, comme lavée ; quelquefois presque transparente ; elles renferment un muco-pus aéré en grumeaux abondants. L'examen microscopique démontre la présence de la matière dite amyloïde, non-seulement dans les artérioles des bronches, mais encore dans les diverses couches qui entrent dans leur constitution. Les cartilages eux-mêmes peuvent être envahis par le produit morbide, qui apparaît, dans les chondroplastes, sous forme de blocs hyalins, fendillés, offrant la réaction iodo-sulfurique. Plus tard, la dégénérescence atteint les bronches lobulaires et les lobules eux-mêmes. Le parenchyme revêt alors dans les points altérés un aspect tout spécial. Il s'agit là d'une solidification particulière, de coloration gris-rougeâtre et d'un aspect terne, comme gélatineux, que M. Hayem compare à de la cire peinte. L'altération occupe des portions plus ou moins étendues de l'organe, sans avoir cependant de siége bien précis. Elle marche, d'ailleurs, avec rapidité et coïncide constamment avec l'hépatisation chronique des parties voisines. A ce degré, le poumon ne crépite plus ; il plonge dans l'eau. Dans des phases encore plus avancées, la dégénérescence envahit tout, peut-être même les leucocytes développés sous l'influence du processus inflammatoire. On constate, en effet, la présence de la matière amyloïde dans les vaisseaux alvéolaires et jusque dans l'intérieur des alvéoles et des cloisons qui les séparent. Les cellules épithéliales elles-mêmes peuvent subir la dégénération ; disons, en terminant, que l'altération amyloïde des poumons paraît, dans certains cas, s'accompagner de la formation de cavernes. Faut-il rapprocher ce fait des cas analogues observés par M. Hayem dans les reins et la muqueuse digestive ? faut-il y voir, au contraire, une simple terminaison du processus inflammatoire que nous avons vu coïncider d'une manière constante avec le processus amyloïde ? Il s'agit là plutôt, à notre sens, d'un travail de destruction moléculaire directement amené par l'obstruction complète des vaisseaux nutritifs de l'organe.

La dégénérescence peut exister seule dans les poumons à l'état de simplicité, ou bien s'accompagner d'altérations distinctes, parmi lesquelles les lésions tuberculeuses.

Muscles. — Nous devrions étudier ici, au point de vue de l'altération amyloïde, les muscles lisses et les muscles striés.

Les éléments anatomiques qui les constituent n'étant plus les mêmes, le processus présente dans les deux cas des caractères différents. Mais nous ne dirons que quelques mots de la dégénérescence des muscles de la vie organique. Nous en avons déjà parlé à propos des vaisseaux et des parois de l'intestin. Les fibres-cellules et les artérioles sont ordinairement le siége principal de l'altération. Elle peut atteindre secondairement le stroma conjonctif interstitiel.

La dégénérescence des muscles striés est moins bien connue. Dans son étude sur l'altération lardacée, Wagner révoque en doute son existence; il l'a depuis rencontrée dans les muscles abdominaux, mais le processus n'attaquerait jamais, suivant lui, la fibre musculaire; il resterait limité aux artérioles et aux capillaires. Rokitansky l'a constatée dans les muscles du mollet; Wilson Fox cite un cas de purpura, coïncidant avec l'altération amyloïde des muscles striés; M. Hayem l'a observé deux fois dans les muscles du larynx, une fois dans les muscles des gouttières vertébrales et cinq fois dans le cœur. Le cœur est d'ailleurs de tous les muscles striés, celui qu'elle paraît atteindre de préférence, celui aussi où elle offre les caractères les plus nets.

Le processus semble débuter par le sarcolemme de la fibre musculaire, qui se montre manifestement épaissi et prend un aspect vitreux. A ce degré, il laisse encore apercevoir les striations transversales de la fibre; mais plus tard, ces dernières ont disparu. La fibre contractile est plus large qu'à l'état normal. Elle ressemble alors à un cylindre plein, fendillé, un peu sinueux. La matière amyloïde se dépose-t-elle à la face interne ou dans l'intérieur même du sarcolemme, envahit-elle secondairement l'élément musculaire? Il est encore assez difficile de le dire. Cependant l'altération de la fibre contractile nous paraît probable. Quoi qu'il en soit, elle est généralement devenue très-friable et se rompt avec une extrême facilité. Les artérioles et les capillaires du muscle, qui sont fréquemment le point de départ de la dégénérescence, présentent d'une manière à peu près constante des lésions parfaitement analogues. Le processus pourrait même envahir, dans les phases extrêmes, le stroma conjonctif interfibrillaire. Lorsqu'elle existe dans le tissu musculaire du cœur, l'altération amyloïde coïncide, du moins dans un certain nombre de cas, avec la dégénérescenee des couches profondes du péricarde ou de l'endocarde. Dans un fait de dégénérescence du cœur, publié par MM. Duguet et Hayem, l'altération de l'endocarde semblait avoir entraîné la formation d'un caillot intra-cardiaque. La dégénérescence des muscles périphériques reste le plus souvent bornée à un petit nombre de muscles, et dans chacun de ces muscles elle n'atteint ordinairement que quelques faisceaux isolés. Les portions dégénérées offrent une coloration rose pâle, et cet aspect demi-transparent spécial à l'altération amyloïde. Leur consistance a un peu augmenté, et elles donnent au doigt qui les touche une sensation comme pâteuse. Le muscle est d'ailleurs très-friable ; il a complétement perdu son élasticité et sa flexibilité habituelles.

Nous devons ajouter que la dégénérescence amyloïde des muscles ne doit pas être confondue avec l'altération que Zenker a étudié sous le nom de *cireuse*. Malgré l'analogie extérieure que présente cette dernière avec le processus amyloïde, elle en diffère par un caractère important : les préparations iodées n'agissent pas sur elle. Nous rapprochons par conséquent l'altération de Zenker de la dégénérescence colloïde que nous avons déjà notée dans l'épithélium des reins et des follicules clos de la glande thyroïde, sans vouloir cependant conclure à l'identité absolue des processus dans ces divers organes.

CHAPITRE IV.

DU PROCESSUS AMYLOÏDE EN GÉNÉRAL. — PHYSIOLOGIE PATHOLOGIQUE DU PROCESSUS.

L'étude que nous venons de faire de la dégénérescence dans les principaux organes nous conduit naturellement à parler du processus pathologique envisagé d'une manière générale.

Partout où apparaît la substance amyloïde, quel que soit d'ailleurs l'organe ou le tissu que l'on considère, on observe pour le produit morbide un mode d'évolution, une marche parfaitement analogues, qui dominent les particularités de siége. Le processus intime demeure invariable dans ses caractères les plus essentiels :

1° La matière dite amyloïde existe dès le début dans l'intérieur même des éléments anatomiques et des parties constituantes des tissus. Elle n'apparaît en dehors d'eux qu'après leur destruction.

2° L'altération ne se limite pas à un certain nombre d'éléments toujours les mêmes : elle tend à la généralisation dans les divers organes qu'elle atteint.

Partant de ces données précises, l'histoire générale du processus amyloïde devient bien moins complexe. Nous l'étudierons ici sous trois points de vue principaux : le mode d'évolution, la généralisation aux divers éléments de l'organe envahi, les modes de terminaison. Ce sont là trois grandes périodes que nous supposons isolées pour la clarté du sujet, mais auxquelles viennent se rattacher les nombreuses phases intermédiaires du travail pathologique.

Mode d'évolution. — Le processus amyloïde présente deux points de départ principaux : les éléments vasculaires et les éléments périvasculaires. Ces deux formes de début peuvent exister isolément dans un même organe. Elles se combinent souvent entre elles.

Le mode d'évolution le plus simple, le plus facilement appréciable, surtout dans certains organes comme le foie, la rate, a été parfaitement étudié par Virchow. L'altération débute par les plus fins ramuscules vasculaires, les artérioles, les capillaires vrais, peut-être les veinules (Wagner). Elle s'étend de là au territoire histologique du vaisseau : les cellules hépatiques pour le foie, les éléments cellulaires pour les organes lymphatiques.

Nous ne reviendrons pas ici sur les caractères microscopiques que nous avons donnés plus haut ; mais nous insisterons sur le siége de prédilection du produit morbide, dans les parties du système vasculaire, le plus spécialement chargées de la nutrition des tissus. Les gros troncs artériels ou veineux ne sont pas atteints par la dégénérescence, du moins au début.

Le second mode d'évolution, nié par un certain nombre d'observateurs, nous paraît devoir être admis après les nombreuses recherches de Frerichs, Rudneff, Fœrster, Lambl, Neumann, Hayem. Dans certains tissus n'offrant pas d'éléments vasculaires, comme le cartilage par exemple, il constitue la seule forme de début de l'altération. Ici, ce sont les éléments péri vasculaires qui semblent le véritable point de départ de la dégénérescence. Les vaisseaux ne sont atteints que secondairement, ou ne présentent que des lésions peu marquées. Il est d'ailleurs à noter que, dans ces cas, ce sont les éléments cellulaires qui paraissent jouer le principal rôle. Cependant, la membrane propre des canalicules urinifères, ou même le sarcolemme des muscles sont aussi quelquefois le siége principal de l'altération.

Hâtons-nous de le dire, le début par les éléments périvasculaires seuls est un fait assez rare. La dégénérescence débute plus souvent dans les éléments vasculaires et périvasculaires à la fois. La rate et le foie en offrent du moins de nombreux exemples. L'altération paraît alors marcher plus rapidement qu'à l'ordinaire, et l'organe, souvent au bout d'un temps très-court, se trouve transformé en une masse amyloïde presque complète. A ce mode de début, paraît souvent correspondre la forme diffuse de dégénérescence que nous avons admise dans la rate et les reins.

Généralisation. Terminaisons. — La généralisation est un des caractères propres du processus amyloïde. L'étude microscopique des tissus atteints de dégénérescence nous semble avoir démontré le fait d'une manière péremptoire, en ce qui touche les divers ordres d'éléments qui peuvent entrer dans leur constitution. Mais ce que nous tenons surtout à faire remarquer, c'est que l'altération ne reste pas bornée à un seul organe, du moins, dans la très-grande majorité des cas. La généralisation doit donc s'entendre ici dans son sens le plus large : elle ne se restreint pas aux simples éléments anatomiques ; elle s'étend à la presque totalité des tissus et par suite aux organes qu'ils forment. Le mode d'envahissement du processus se trouve d'ailleurs soumis aux règles fondamentales que nous énoncions plus haut : apparition dans l'intérieur même de l'élément qui est atteint directement, sans intermédiaire ; transformation presque générale dès le début.

Nous ne reviendrons pas sur les modifications anatomiques qu'imprime à la structure élémentaire des tissus, la présence de la matière amyloïde. Rappelons seulement que le produit morbide, en se substituant au contenu normal de l'élément, augmente le plus souvent son volume. Il n'y a pas, à vrai dire, hypertrophie, mais plutôt distension ; et, ce qui vient à l'appui de notre opinion, ce sont les changements de forme consécutifs à cette augmentation de volume. Quoi qu'il en soit, dans les éléments dépourvus d'une cavité propre ou d'un contenu apparent, dans les membranes homogènes, dans la paroi amorphe des capillaires, le sarcolemme des fibres striées, etc., la distension ne peut plus avoir lieu : il y a épaississement. La matière amyloïde ne se dépose pas à la surface, elle infiltre en quelque sorte l'épaisseur même de la membrane ; on peut facilement le reconnaître pour la paroi propre des capillaires et des canalicules urinifères.

Cette loi a une grande importance : car nous croyons pouvoir la généraliser pour tous les divers ordres d'éléments atteints de dégénérescence. Elle suffirait presque à elle seule pour nous donner une notion exacte du processus. — Dans les éléments à forme de cellule, ou ayant une cavité propre, ce n'est jamais par la paroi que débute l'altération. Elle transforme d'emblée le contenu, et n'agit que secondairement sur la membrane limitante.

Une fois apparu dans un organe, le processus morbide ne rétrograde pas : il peut, dans certains cas, sembler stationnaire. Mais cette lenteur dans la marche n'est qu'apparente. Il appartient en effet à ce groupe de processus dont l'aboutissant nécessaire est la destruction complète de la partie atteinte. Toute réparation est impossible, qu'elle prenne d'ailleurs sa source dans l'élément altéré, ou dans les éléments voisins. — Un certain nombre d'observateurs, parmi lesquels Dickinson, admettent comme possible la transformation en tissu fibreux de la matière amyloïde. Or c'est là méconnaître les propriétés essentielles de cette substance, qui se montre au contraire dépourvue de toute trace de vitalité. Dans les phases avancées de la dégénérescence, les éléments atteints ont perdu leur structure anatomique : ce sont des blocs, friables, cassants, anguleux, parfaitement inertes. Les tubes des capillaires sont transformés en fragments de cylindres vitreux, n'offrant plus la moindre connexion avec les portions de tissus restées saines.

Que deviennent alors, dans des organes vivants, ces véritables résidus d'éléments détruits? Ils sont probablement repris à la longue, par un travail intime de résorption moléculaire.

Mais leur disparition complète doit être bien lente à se faire : car de tous les produits pathologiques, la matière amyloïde est certainement un de ceux qui résistent le plus énergiquement à la décomposition organique. On a pu cependant dans certains cas bien rares, il est vrai, constater un mode de terminaison plus rapide. Une portion plus ou moins étendue des tissus altérés semble devenir le siége d'un processus ulcératif, aboutissant à la transformation granulo-graisseuse et à la production finale de véritables pertes de substance. — Ce mode de terminaison par nécrobiose à été observé par M. Hayem dans la muqueuse digestive, les poumons et les reins. Nous y reviendrons plus bas.

En résumé, le processus amyloïde atteint directement les éléments des tissus, et peut se généraliser à la presque totalité d'entre eux. Il aboutit à leur destruction complète, en substituant à leur place une matière inerte, sans structure apparente, sans organisation possible.

Il est aisé de comprendre que le développement dans un organe du processus amyloïde, tel que nous venons de le décrire, devient le point de départ nécessaire d'un certain nombre de modifications profondes tenant, soit à la vitalité propre de l'organe, soit à l'activité fonctionnelle de ses diverses parties constituantes. Nous examinerons à ce point de vue l'altération des vaisseaux et des éléments périvasculaires.

Lésion des vaisseaux. — L'effet le plus direct de l'altération amyloïde des éléments vasculaires est le rétrécissement de leur diamètre, et par suite le passage d'une moindre quantité de sang dans leur intérieur. Cette diminution du courant sanguin amène l'ischémie du département histologique qu'il tient sous sa dépendance. De là résulte, en premier lieu, la décoloration des parties atteintes. Dans les phases plus avancées du processus, l'anémie existe dans le vrai sens du mot. Les vaisseaux restent béants à la coupe ; dans certains cas ils sont presque oblitérés, et livrent à peine passage à un mince filet de sang. Le rétrécissement des canaux vasculaires et l'ischémie qui l'accompagne, ne sont pas les seuls troubles mécaniques que cause, dans les parois des vaisseaux, la présence du produit morbide.

On a depuis longtemps constaté, dans les tissus ou les organes dégénérés, l'existence de nombreuses hémorrhagies interstitielles ou en foyer. Déjà, en 1852, Sanders avait montré des extravasations sanguines dans les corpuscules de Malpighi, d'un rein amyloïde. En 1864, W. Fox rapporta un cas de purpura avec dégénérescence amyloïde, dans lequel il lui semblait possible d'établir quelque relation, entre la lésion des capillaires et l'extravasation du sang dans les tissus. Dans ses recherches sur la dégénérescence de l'intestin, M. Hayem rattache l'hémorrhagie, que l'on peut observer assez souvent, à la rupture des vaisseaux périfolliculaires dans la période d'ulcération de la muqueuse. Il note également l'hémoptysie comme symptôme possible de la dégénérescence des poumons. Begbie a observé une hématurie coïncidant avec l'état amyloïde des reins. Enfin, G. Stewart, dans une étude très-intéressante qu'il a publiée à ce sujet, arrive aux conclusions suivantes :

L'hémorrhagie est une conséquence fréquente de l'altération amyloïde des vaisseaux. Après la rate, l'intestin est le plus souvent le siége de l'extravasation sanguine. Celle-ci peut se montrer sans ulcération apparente, et dépend probablement d'une rupture des capillaires des parties altérées.

Le mécanisme indiqué par Stewart nous semble très-rationnel. En parlant des caractères généraux de la matière dite amyloïde, nous avons déjà fait remarquer que sa présence dans les tissus des organes avait pour effet habituel de les rendre friables et cassants. L'examen microscopique montre d'ailleurs très-nettement les artérioles ou les capillaires altérés, transformés en véritables cylindres amyloïdes, fendillés, cassants, souvent fragmentés. On conçoit donc que ces modifications de structure amènent fréquemment la rupture des vaisseaux, et par suite l'extravasation au sein des tissus dégénérés du sang qu'ils peuvent contenir.

L'ischémie résultant du rétrécissement des canaux vasculaires, coïncide assez souvent avec une sorte d'état congestif des parties de l'organe, restées saines au milieu des tissus altérés. Il existe là une véritable hyperémie compensatrice, que l'on peut à bon droit rapporter aux troubles mécaniques de la circulation, dans les portions frappées de dégénérescence complète. Les vaisseaux se montrent, dans ces cas, distendus, dilatés par place. Il peut même se produire de véritables hémorrhagies dont le mécanisme diffère, comme on le voit, de celui qui a été indiqué plus haut.

A côté des troubles mécaniques causés par l'état amyloïde des capillaires, se place naturellement un nouvel ordre de troubles que l'on pourrait appeler *fonctionnels*.

Les phénomènes intimes liés à la nutrition de nos organes dépendent essentiellement de la fonctionnalité des vaisseaux, que nous avons déjà vus être le siége de prédilection de l'altération amyloïde. Or, le fait même de la présence du produit morbide dans l'épaisseur de leurs parois indique une perturbation probable dans les fonctions qui leur sont dévolues. En même temps qu'elle amène le rétrécissement de l'élément vasculaire, la matière amyloïde diminue peu à peu sa perméabilité. Les échanges nutritifs qui s'opèrent incessamment au sein des tissus organiques se ralentissent : ils peuvent même ne plus se produire dans les phases avancées du processus, lorsque le vaisseau tout entier se trouve transformé en une sorte de tube rigide, vitreux, presque complétement oblitéré. L'altération des parois vasculaires retentit donc d'une manière fatale sur le territoire histologique qui en dépend, et l'on conçoit même qu'il puisse arriver un moment où toute une portion plus ou moins étendue d'un organe ne représente plus qu'un fragment détaché, ayant entièrement perdu sa participation à la vitalité générale. Les troubles nutritifs liés à la lésion des vaisseaux sont complexes : ils peuvent d'ailleurs se manifester sous trois formes principales, coexistant le plus souvent dans le même organe, mais se succédant dans certains cas l'une à l'autre, d'une manière assez nette.

1° La dégénérescence graisseuse coïncide fréquemment avec l'altération amyloïde. Virchow la regarde comme presque constante dans le foie : elle se rencontre souvent dans les reins accompagnant l'état amyloïde des vaisseaux et des canalicules. Il est d'ailleurs très-remarquable de la voir présenter dans chacun de ces organes, principalement dans le foie, un siége bien distinct et à peu près invariable. La transformation graisseuse occupe les cellules les plus extérieures de l'acinus hépatique, celles qui sont en rapport avec les rameaux de la veine porte, tandis que l'altération amyloïde atteint généralement les cellules les plus voisines des ramuscules artériels. L'épithélium des canalicules urinifères se montre fréquemment dans les reins, infiltré de gouttelettes graisseuses. Une dégénérescence analogue a été constatée dans un certain nombre d'organes. Quelle est la cause probable de cette altération? Diverses interprétations en ont été données : elle serait due, d'après Wagner, à l'activité compensatrice des cellules non encore métamorphosées, lesquelles se chargent de la graisse qui ne peut plus arriver dans les cellules amyloïdes (Jaccoud). Pour nous, loin de voir dans ce fait une exagération des fonctions normales, nous serions plutôt disposé à le considérer comme un processus éminemment passif, très-probablement lié à un trouble de nutrition des parties, et dont la cause première devrait être rapportée à la lésion amyloïde des vaisseaux. Nous rangeons dans le même ordre de faits les dépôts de cholestérine que l'on a souvent constatés dans le foie et la rate.

2° A côté de la transformation graisseuse doit se placer l'atrophie des éléments périvasculaires. Plus rare que la précédente, elle peut cependant coïncider avec elle. Elle est d'ailleurs primitive, ou ne représente qu'un degré plus avancé de la dégénérescence graisseuse. Faut-il la rattacher entièrement à l'altération des vaisseaux? Nous ne le croyons pas. La compression exercée par les éléments voisins, distendus par la matière amyloïde, nous paraît jouer dans sa production un rôle bien plus important. L'atrophie serait donc, dans la généralité des cas, un trouble mécanique dû à l'état amyloïde des éléments périvasculaires, plutôt qu'un simple trouble nutritif.

3° Les troubles de nutrition qui nous restent à étudier ne se rencontrent guère que dans les phases extrêmes du processus morbide. Les éléments vasculaires complétement amylosés ne sont plus perméables; l'abord du sang est devenu impossible. Les tissus, ne recevant plus le liquide qui les nourrit, sont tués à la fois dans leur vitalité et dans leur activité fonctionnelle. Leur destruction est alors imminente : le processus rentre dans une période régressive qui aboutit fatalement à la nécrobiose des éléments constitutifs. Cette terminaison est cependant très-lente à se faire, en raison même de la présence de la matière amyloïde. Il semble que l'interruption complète de la circulation, venant s'ajouter à la dégénérescence, devrait au contraire hâter en quelque sorte la marche du processus. Mais, nous l'avons déjà vu, la matière amyloïde résiste énergiquement aux agents destructeurs. Le processus nécrobiotique a donc peu de prise sur elle, et c'est précisément ce qui explique la lenteur de ses effets.

Ce mode de terminaison existe néanmoins. Nous l'avons constaté dans la muqueuse digestive, où il nous paraît être la cause principale des ulcérations décrites par M. Hayem. Dans les reins, les poumons, ce travail de destruction moléculaire peut aboutir à la formation de véritables cavernes. Enfin, nous n'hésitons pas à rapprocher du même ordre de faits le cas de Lindwurm où l'altération amyloïde des vaisseaux des papilles coïncidait avec des ulcérations de la peau. Le sujet appelle d'ailleurs de nouvelles recherches. Peut-être y a-t-il là autre chose qu'un simple trouble de nutrition ; peut-être aussi le mécanisme est-il plus complexe, et l'inflammation y prend-elle une certaine part.

Lésion des éléments périvasculaires. — L'étude du processus, dans les éléments périvascnlaires, nous a permis de suivre le produit morbide attaquant dès le début l'élément dans sa structure propre, se substituant à lui en quelque sorte, le transformant en un bloc inerte où l'on rechercherait en vain quelques traces de son organisation première. Ici, comme dans les vaisseaux, ces modifications de structure ne peuvent exister sans amener dans l'activité fonctionnelle des éléments atteints, de profondes perturbations. Le trouble nutritif est toujours le point de départ primitif. Puis l'élément frappé dans sa vitalité, par suite de l'altération de ses parties les plus essentielles, ralentit peu à peu ses fonctions normales. Les troubles des éléments, considérés isolément, échappent, dans leur essence, à l'observation la plus minutieuse ; ils dépendent d'ailleurs de leur mode physiologique de fonctionnement.

La question devient donc très-obscure : car, si chaque élément anatomique peut, jusqu'à un certain point, être assimilé à un organule parfait, ayant une vitalité spéciale et une activité propre, il ne faut pas cependant perdre de vue les liens de solidarité qui les rattachent tous à un même but, la fonction générale de l'organe dont ils font partie. Tout ce qu'il nous est permis de dire, c'est que l'altération amyloïde des éléments de nos tissus s'oppose d'une manière fatale aux échanges intimes qui constituent la nutrition et dont ils sont le véritable siége. Car la dégénérescence ne les atteint pas seulement dans leurs caractères anatomiques, elle s'attaque aussi à leurs propriétés vitales. De là résultent pour l'organe lui-même des troubles fonctionnels de la plus haute importance.

Nous n'avons jusqu'ici étudié le processus que dans les modifications directes qu'il fait subir aux éléments organiques ; mais la présence de la matière amyloïde, au milieu même des portions d'un organe jusqu'alors demeurées intactes, entraîne un certain nombre de lésions secondaires que nous allons rapidement examiner.

Les unes sont purement mécaniques : elles reconnaissent pour cause les changements de forme que présentent les éléments dégénérés. La matière amyloïde, en se substituant à leur contenu normal, détermine habituellement leur augmentation de volume : de là une compression presque inévitable, qui peut amener l'atrophie ou la transformation graisseuse des éléments voisins.

Bien différentes des précédentes, les autres sont l'expression d'un processus évidemment actif dans des tissus ayant encore toute leur énergie fonctionnelle. La coïncidence fréquente des lésions inflammatoires avec l'altération amyloïde est un fait généralement reconnu. Dans les reins, la néphrite interstitielle complique très-souvent la dégénérescence. Dans le foie, le stroma interstitiel, intra et interlobulaire, peut devenir le siége d'une abondante prolifération des noyaux et des corpuscules cellulaires qui amène son épaississement. Enfin nous avons vu plus haut que l'altération amyloïde des poumons s'accompagnait d'une manière constante des lésions de la pneumonie chronique, dans les 4 cas observés par M. Hayem. En présence d'une coïncidence aussi nette, on est naturellement en droit de se demander la relation qui existe entre les deux processus, le processus amyloïde et le processus inflammatoire. Or, nous croyons que c'est à la présence de la matière amyloïde dans l'intérieur des organes, que doivent être rapportées les lésions inflammatoires dont nous recherchons la cause. Dans les phases déjà avancées de la dégénérescence, lorsque les éléments anatomiques, complétement altérés, ont perdu toute structure, toute vitalité, ils représentent, au milieu des portions de tissu restées saines, de véritables corps étrangers, qui deviennent par cela même un centre d'irritation continue. Ce serait là le point de départ du processus inflammatoire. Dans un grand nombre de cas, le processus se borne à la périphérie des éléments dégénérés; mais il peut dépasser ces limites, et le travail pathologique envahit alors des portions plus ou moins étendues de l'organe. Les reins en offrent de nombreux exemples. Quant à l'ulcération et à la destruction des tissus, nous avons dit plus haut que nous n'en faisions pas des lésions simplement inflammatoires : nous préférons y voir des conséquences directes de l'arrêt de la circulation dans les parties frappées de dégénérescence.

PARTIE CLINIQUE

CHAPITRE V.

ÉTIOLOGIE, PATHOGÉNIE, NATURE DU PROCESSUS.

Avant d'aborder l'étude des conditions étiologiques qui règlent le développement du processus amyloïde dans l'organisme, il nous paraît utile de passer sommairement en revue quelques particularités ayant trait à sa fréquence, envisagée d'une manière absolue, ou relative, suivant l'âge, le sexe, les milieux, etc.

Sur un relevé de 1200 autopsies, Wagner a rencontré la dégénérescence amyloïde 48 fois, ce qui établit une proportion absolue d'environ 4 p. 100. La fréquence au point de vue de l'âge et du sexe, donne pour le même observateur les résultats suivants :

La dégénérescence peut se montrer à tout âge ; mais le maximum de fréquence correspond à la période de 20 à 30 ans. Elle s'observe bien plus souvent chez l'homme que chez la femme. Frerichs arrive d'ailleurs aux mêmes conclusions : sur 68 cas notés à cet effet, 53 concernent les hommes et 15 seulement les femmes ; ce qui paraît d'autant plus frappant, que les maladies auxquelles se rapportait la dégénérescence ne sont pas plus fréquentes chez l'homme que chez la femme.

Les 144 cas recueillis par Fehr se répartissent de la façon suivante :

De 1 à 5 ans,	De 5 à 10,	De 10 à 20,	De 20 à 30,
1 homme.	3 hom., 2 fem.	15 hom., 7 fem.	20 hom., 21 fem.
De 30 à 40,	De 40 à 50,	De 50 à 60,	De 60 à 70,
24 hom., 11 fem.	16 hom., 11 fem.	4 hom., 3 fem.	4 hom., 2 fem.

Les résultats sont, comme on le voit, à peu près concordants, mais le maximum de fréquence n'est pas tout à fait le même, du moins pour l'homme.

Les influences de milieux, de climats, jouent-elles un certain rôle dans le développement de l'altération amyloïde? Elle paraît plus fréquente en Allemagne et en Angleterre. Mais nous devons faire remarquer que son étude est restée quelque peu négligée en France, ce qui pourrait peut-être expliquer la différence des résultats.

Arrivons maintenant aux conditions étiologiques proprement dites.

Les causes de la dégénérescence sont complexes : mais elles peuvent, à notre sens, se résumer en une seule qui les renferme toutes, un trouble général de nutrition de l'organisme. C'est là pour nous la condition capitale qui préside au développement du processus amyloïde. Dans son étude sur la dégénérescence, M. Cornil s'exprime ainsi à ce sujet : « L'altération amyloïde n'est presque jamais une affection protopathique, et succède à une maladie chronique qui a presque constamment altéré au plus haut point la constitution du malade. « Nous sommes encore plus absolus. L'apparition du processus amyloïde implique forcément un trouble de nutrition de l'organisme. La dégénérescence n'est jamais primitive, elle est toujours secondaire ; et nous croyons que dans le cas où l'on n'a pu trouver de cause occasionnelle qui l'explique, c'est que cette dernière avait passé inaperçue, où qu'il s'agissait là d'une de ces causes générales, portant sur l'économie tout entière, sans localisation appréciable. Dans une observation très-intéressante recueillie par Wagner (*Arch. Heilk.*, 1866), d'un fait de dégénérescence généralisé sans cause primitive appréciable, on découvrit à la fin du cæcum une ulcération dont la présence avait échappé pendant la vie à l'observation clinique. Ajoutons d'ailleurs que les cas de dégénérescence sans cause pathologique connue ne sont qu'en nombre relativement minime.

Sur 36 cas notés par Wilks, l'altération paraissait primitive 2 fois. Mais cet observateur étudiait la question au point de vue presque exclusif des suppurations osseuses. Il ne faut pas oublier que l'altération dite amyloïde, lardacée ou cireuse, était considérée, tout récemment encore, comme presque nécessairement liée à certaines cachexies diathésiques, comme la scrofule, le tubercule, etc. Il se peut donc que l'on ait, dans les recherches anatomo-pathologiques, négligé certaines lésions étrangères dont les relations de causalité avec la dégénérescence n'étaient pas encore suffisamment appréciées.

Quoi qu'il en soit, sur les 152 cas de Fehr, la cause pathologique est restée inconnue 9 fois. Dans les 143 autres, les processus morbides déterminants sont des plus variés : mais un lien commun les rattache, c'est leur valeur comme cause de débilitation de l'organisme. Nous ne pouvons énumérer ici les nombreux états pathologiques qui paraissent jouer vis-à-vis de la dégénérescence amyloïde, le rôle de causes occasionnelles ; nous nous occuperons seulement de ceux que l'on rencontre le plus fréquemment.

Suppurations chroniques. — Au premier rang se placent les suppurations de longue durée : elles constitueraient pour Dickinson la condition étiologique la plus puissante. Dans 60 cas relevés par cet auteur, la suppuration existait depuis longtemps déjà, 46 fois : dans les 14 autres, on avait pu la constater autrefois.

Sur les 96 faits de dégénérescence réunis par Wilks, la suppuration existait 68 fois : elle s'était montrée antérieurement 17 fois.

Dans les 27 observations de M. Stewart, on la trouve notée 15 fois.

Les suppurations osseuses sont de toutes les plus fréquentes ; et elles sont généralement alors liées à la scrofule. Sur les 152 cas de Fehr, elles sont mentionnées 26 fois. Rosenstein les a observées 29 fois sur 76. La suppuration osseuse doit être assez souvent rattachée à la tuberculose ou à la syphilis. Rosenstein l'a constatée 10 fois sur 44, compliquant la phthisie pulmonaire.

Plus rarement la dégénérescence amyloïde apparaît à la suite d'une affection osseuse traumatique, toujours d'ailleurs de longue durée.

La suppuration des parties molles peut aussi, pourvu qu'elle se prolonge, devenir la cause première de l'altération amyloïde. Dans les 152 cas de Fehr, sont mentionnés : les ulcères atoniques des pieds, 3 fois ; la variole, 1 fois ; les affections chroniques suppurées des reins, 3 fois ; l'empyème avec formation de fistules, 4 fois ; la bronchite chronique avec dilatation des bronches, 8 fois.

Tuberculose. — A côté des suppurations chroniques, se range par ordre d'importance la tuberculose. Elle existait 44 fois, sur 100 faits de dégénérescence étudiés à ce point de vue par Roseinstein. Nous la voyons signalée 43 fois dans la statistique de Fehr. Déjà connue de Meckel et de Wilks, étudiée plus tard par Friedreich, Frerichs, Wagner, l'influence pathogénique du tubercule sur le processus amyloïde est aujourd'hui généralement admise. Mais faut-il la rapporter, comme le fait M. Jaccoud, à la suppuration qui accompagne si souvent la tuberculose ? Nous ne le croyons pas. Entre le tubercule et la dégénérescence, se trouve un intermédiaire presque obligé, c'est l'état cachectique : or, l'affection tuberculeuse nous semble par elle-même pouvoir entraîner la cachexie. Ce qui paraît confirmer notre opinion sur l'importance de l'état cachectique, c'est que la dégénérescence se montre surtout lorsque la tuberculose suit une marche chronique. Elle est exceptionnelle dans la tuberculisation aiguë, ou dans certaines localisations de la diathèse à marche rapide.

Nous devons d'ailleurs faire remarquer que le processus amyloïde, lié à la tuberculose, se développe de préférence au début dans les reins et dans la rate. Le foie et le tube digestif sont bien moins fréquemment atteints. Rosenstein est encore plus absolu. Dans tous les cas où un sujet tuberculeux présente de l'œdème, une diarrhée persistante et de l'albumine dans les urines, il existerait chez lui d'une manière presque nécessaire une dégénérescence des reins. Sans insister plus longtemps sur ce point, disons cependant que la phthisie tuberculeuse, et principalement la phthisie pulmonaire, entraînent plus souvent l'altération amyloïde des reins que celle du foie. Ce dernier organe devient, sous l'influence du tubercule, le siége habituel d'une autre espèce de dégénérescence, la dégénérescence graisseuse. Sur 52 cas notés à cet effet par Murchison (*Lancet*, 1857), on a pu constater 20 fois l'état gras du parenchyme hépatique, tandis que l'altération amyloïde ne s'y rencontrait que 6 fois. En terminant, notons une particularité que Meckel et Wagner après lui, ont cru pouvoir indiquer, c'est que l'évolution progressive du processus amyloïde dans les reins semble entraver la marche du tubercule dans les poumons.

Scrofule. — Nous avons, à propos des suppurations chroniques, parlé de l'influence de la scrofule sur la dégénérescence amyloïde. Nous n'y reviendrons pas : ajoutons seulement que la scrofulose sans complication de suppuration a été mentionnée par Fehr dans 2 cas.

Syphilis. — La syphilis est une des causes les mieux étudiées de l'altération amyloïde. Sans parler des observations de Portal, Rayer, dont on pourrait contester la valeur, nous dirons que la statistique de Rosenstein qui s'appuie sur les faits bien observés de Meckel, Traube, Virchow, Wagner, signale l'existence de la syphilis 15 fois sur 76 cas. Celle plus étendue de Fehr donne une proportion de 34 sur 152.

G. Stewart l'a rencontrée 6 fois sur 20. Mais ici se présentent un certain nombre de questions, qu'il nous semble important de discuter. Est-ce bien la syphilis que l'on doit regarder comme cause de la dégénérescence, on faut-il en accuser le traitement mercuriel mis en usage contre l'affection vénérienne? Le mercurialisme peut-il amener à lui seul le développement du processus amyloïde ? A quelle période de la syphilis se montre l'altération amyloïde ?

Dans l'état actuel de la science, la réponse à ces questions ne paraît pas bien difficile. On possède des faits, et Frerichs en cite un des plus concluants, où l'on peut constater l'altération amyloïde, chez des sujets syphilitiques, qui n'avaient jamais fait usage du traitement mercuriel. Nous devons, comme confirmation de ces faits, ajouter les observations publiées en 1852 par M. Gubler, de syphilis congénitale, accompagnée d'une lésion spéciale de plusieurs viscères. Quoique la réaction iodo-sulfurique ne fût pas encore connue, la description donnée par M. Gubler, s'accorde parfaitement avec les caractères principaux de l'altération amyloïde. L'usage du mercure ne peut donc être mis encause, en ce qui touche l'apparition de la dégénérescence chez les syphilitiques. On conçoit néanmoins que l'abus des préparations mercurielles, peut-être même l'intoxication mercurielle de cause externe, si nous pouvons nous exprimer ainsi, entraînent un état cachectique favorable au développement du processus. Mais il faut considérer ces cas comme réellement exceptionnels. Quant à la question de savoir à quelle période de la syphilis correspond plus spécialement l'altération amyloïde, Virchow se montre affirmatif : elle survient pendant la cachexie syphilitique. C'est là le fait général admis par la majorité des observateurs. Nous trouvons cependant dans l'ouvrage de Saviotti, la relation de deux cas de dégénérescence qui ne rentrent pas dans la règle commune. Le processus dégénératif semblait marquer, en quelque sorte, le début de l'infection vénérienne, puisqu'il coexistait avec la première apparition de la roséole et des plaques muqueuses. L'un de ces cas, observé dans la clinique de Frerichs, à l'hôpital de la Charité de Berlin, ne doit être adopté que sous toutes réserves, puisqu'il s'est terminé par la guérison du malade. L'autre fait ne nous semble pas mériter une créance absolue : car il se fonde sur l'examen microscopique et chimique d'un fragment de ganglion inguinal enlevé du vivant même du sujet. La réaction iodo-sulfurique complète, obtenue par Saviotti, ne suffit pas pour établir le diagnostic, surtout en l'absence des signes cliniques ordinaires.

Fièvre intermittente. — La fièvre intermittente est une cause relativement peu fréquente de l'altération amyloïde. Fehr la note 4 fois sur 152 cas de dégénérescence. Il est d'ailleurs facile de comprendre qu'elle s'observe plus souvent dans les pays où la fièvre règne à l'état endémique. L'altération ne commence que lorsque paraît la cachexie paludéenne : elle semble alors débuter par la rate, où elle se présente ordinairement sous la forme diffuse.

Telles sont les principales causes déterminantes du processus amyloïde. Nous ne ferons qu'énumérer les nombreux états pathologiques qui peuvent jouer un rôle étiologique dans la dégénérescence. Ce sont : le cancer à la période de cachexie, le rachitisme (Lambl, Loeschner, Frerichs, etc.), la cachexie cardiaque, la dysentérie chronique, le pemphigus cachectique (Hertz). La pneumonie chronique (Posca), l'alcoolisme, le rhumatisme chronique, la péritonite chronique, les ulcères du cæcum (Wagner), les fistules urinaires, etc., etc.

En résumé, la dégénérescence amyloïde apparaît dans les cas où l'organisme se trouve débilité par des affections chroniques de longue durée.

Il nous faut maintenant pénétrer plus avant dans la question, et étudier de près les relations qui existent entre le processus dégénératif et les états pathologiques si divers qui lui servent de causes déterminantes. Or, les données précédemment acquises nous aideront puissamment à la solution du problème.

L'étude du processus nous a déjà montré les éléments constitutifs des tissus envahis par une matière spéciale, se rapprochant par sa composition intime des matières albuminoïdes normales : cette matière est inerte, sans organisation possible; elle reste en quelque sorte immobile, coagulée, au milieu des éléments anatomiques qu'elle a atteints; et, d'autre part, l'évolution de cette substance est reliée à des conditions pathogéniques bien nettement déterminées. Il faut, pour qu'elle se développe, que l'organisme ait éprouvé dans sa nutrition générale une atteinte profonde.

Elle paraît, comme le dit M. Jaccoud, l'expression d'un trouble nutritif général. Mais d'où provient cette matière? Est-elle formée sur place, est-elle apportée du dehors, et, dans cette dernière hypothèse, le sang est-il chargé de son transport dans les tissus? Nous devons examiner la question à chacun de ces points de vue.

1° Virchow admet, dans l'altération qui nous occupe, une modification particulière du sang, et il appuie son opinion sur ce fait, que la lésion ne reste pas limitée, mais tend à se généraliser presque simultanément à la pluralité des organes. Il ne s'agirait pas là d'ailleurs d'une modification appréciable : la matière amyloïde n'existe pas toute formée dans le sang, ou plutôt elle n'y est pas directement démontrable. Un très-grand nombre de recherches faites à ce sujet ont toujours donné des résultats complétement négatifs, et il n'existe guère qu'une seule observation ayant trait à la présence dans le sang de corpuscules spéciaux donnant, par l'iode, la réaction caractéristique. Encore cette observation, due à un médecin de Toronto (Canada), ne nous semble-t-elle pas valable. Le liquide sanguin subirait donc une modification chimique de ses parties solubles, et la matière amyloïde restée dissoute dans le sang éprouverait probablement, au contact même des éléments des tissus, une sorte de coagulation qui viendrait compléter ses caractères physiques. Virchow paraît d'ailleurs admettre comme centre de formation de la matière amyloïde la lésion primitive qui sert de cause déterminante au processus, et il se base sur la marche de l'altération dans les ganglions lymphatiques avoisinant la lésion, lorsqu'il s'agit par exemple d'une affection chronique du tissu osseux. Les ganglions subiraient la dégénérescence les uns après les autres, la direction du cours de la lymphe réglant plus particulièrement cette marche progressive. L'altération se propagerait donc alors par les lymphatiques, bien que leur paroi demeurât intacte. Quant à savoir si le produit morbide provient de l'os lui-même, et si la substance amyloïde déjà formée dans le tissu osseux va se déposer ensuite dans les ganglions voisins, Virchow ne s'explique pas sur ce point. Pour lui, deux choses seraient possibles : ou bien la matière amyloïde est apportée en nature dans les ganglions lymphatiques, ou bien encore les vaisseaux lymphatiques émanés de l'os malade apportent dans le ganglion une substance particulière qui y détermine la formation de la matière amyloïde, ou qui provoque l'absorption de cette dernière dans le sang. (Virchow, *Pathol. cellul.*)

L'explication ne nous paraît pas très-claire, et nous ne la trouvons pas suffisante : elle a d'ailleurs contre elle le résultat de nombreuses observations où la marche indiquée par Virchow a manqué. Quoi qu'il en soit, nous croyons pouvoir résumer en ces termes la théorie précédente :

1° L'évolution du processus offre avec les dyscrasies des analogies très-grandes.

2° La lésion primitive qui a amené le développement du processus doit être souvent regardée comme le véritable foyer d'origine de la matière amyloïde.

3° Cette matière est transportée de là dans le sang, sous forme de substance dissoute, qui n'y est pas cependant démontrable. Le sang éprouve très-probablement, dans ce cas, une modification chimique de ses parties solubles.

4° Le produit morbide se dépose ensuite dans les organes et revêt seulement alors les caractères extérieurs que nous lui connaissons.

Nous ferons à la théorie de Virchow les observations suivantes :

Elle ne tient pas assez grand compte des caractères essentiels du processus, et elle n'a pour elle que le fait de la généralisation à plusieurs organes à la fois.

Les foyers localisés d'origine ne peuvent se retrouver d'une manière constante, et la matière amyloïde n'a jamais pu y être directement constatée.

Les modifications du sang et de la lymphe ne diffèrent pas dans l'altération amyloïde de celles que l'on rencontre dans les cachexies et les anémies simples.

Le mode d'évolution du processus qui attaque dès le début les éléments anatomiques périvasculaires ou vasculaires ne concorde pas d'une manière satisfaisante avec le mode de formation indiqué plus haut, et qui assimile la matière amyloïde à une sorte d'exsudat concret. Enfin, l'hypothèse d'une dyscrasie a contre elle les faits de dégénérescence isolée du cartilage.

2° Examinons maintenant la théorie de la formation sur place. Virchow en indique lui-même le mécanisme d'une façon très-nette. Il s'exprime ainsi à ce sujet : « Le seul point où peut se développer isolément l'altération amyloïde, sans que les autres parties soient atteintes, est le cartilage vrai ou permanent. Chez les vieillards, on la rencontre avec tous ses caractères dans l'articulation sterno-claviculaire et dans les disques intervertébraux. Elle se manifeste seule, aucun autre organe n'est atteint. Il est probable qu'il s'agit là d'une transformation immédiate sur place et non d'un apport du dehors. »

Or, que se passe-t-il dans ces cas? Un trouble de nutrition local existe dans les cartilages que nous venons de mentionner. Les éléments cellulaires et les parties constituantes du tissu subissent très-probablement une diminution de leurs aptitudes fonctionnelles. Les matériaux normalement contenus dans leur intérieur, et qui d'ailleurs proviennent indirectement des matériaux albuminoïdes du sang, n'éprouvent plus qu'une élaboration insuffisante. Ils perdent donc peu à peu leurs caractères de matière organisable. Puis, si l'activité cellulaire vient à s'éteindre, ces matériaux, soustraits à l'action vitale de l'élément qui devait présider à leurs transformations ultérieures, peuvent dès lors obéir à leur propriété de matière coagulable, et il suffit d'une simple modification isomérique pour les faire passer de l'état liquide ou semi-liquide à celui de matière solidifiée. La fibrine nous en offre d'ailleurs un exemple très-net. Ainsi se formerait dans l'intérieur même des éléments anatomiques, cette matière spéciale dont nous avons plus haut donné les caractères.

La théorie que nous exposons ici n'est pas une simple hypothèse : elle s'appuie sur la nature même de la matière dite amyloïde. Cette substance, rapprochée à tort par Virchow des composés ternaires, est bien évidemment azotée. Les analyses déjà citées de Schmidt, Kekulé, Rudneff ont démontré son analogie avec l'albumine dont elle offre la composition élémentaire. Elle s'en éloigne, il est vrai, par sa résistance aux réactifs chimiques et aux agents destructeurs; mais il ne faut pas oublier que la matière albuminoïde dont une simple modification isomérique a fait la substance spéciale désignée sous le nom d'*amyloïde*, ne ressemble plus alors à ce qu'elle pouvait être à l'origine. Elle a subi au contact de l'élément cellulaire, quelque amoindrie que fût son activité fonctionnelle, un certain degré d'élaboration qui l'a déjà notablement éloigné de la matière première. D'ailleurs pour compléter le rapprochement, rappelons les expériences de Dickinson, qui a pu en désalcalinisant de l'albumine et de la fibrine, obtenir une substance ayant les caractères chimiques de la matière amyloïde. Nous mentionnons aussi les observations de Friedreich et de Linhart, qui ont retrouvé la réaction caractéristique dans les caillots fibrineux d'une vieille hématocèle. Aucun doute ne nous paraît donc permis à cet égard, et le terme d'amyloïde, qui consacre une erreur, ne devrait plus être conservé dans la science. Il serait peut-être plus exact d'adopter la dénomination d'*albuminoïde* proposée par M. Hayem (*Etude sur deux cas de dégén.*); mais le mot albuminoïde nous semble lui-même un peu vague, et nous préférerions encore l'ancienne dénomination de *matière cireuse*, qui ne préjuge rien de la nature, et qui se fonde au moins sur des caractères physiques à peu près valables.

La théorie de la formation sur place admise par Virchow pour la dégénérescence isolée du cartilage, pourrait, à notre sens, s'appliquer assez rigoureusement au processus généralisé à un certain nombre d'organes. Il ne nous semble pas absolument nécessaire, pour interpréter la généralisation du produit morbide, d'avoir recours au transport par le sang. Nous venons de voir dans un tissu isolé, dépourvu de vaisseaux, apparaître sous l'influence d'un simple trouble de nutrition local, une substance tout à fait analogue à celle que nous étudions ici. Seulement, le processus est resté limité à un organe; mais il n'a pas eu besoin de vaisseaux et de sang pour exister avec ses caractères essentiels. Si la matière qui apparaît ainsi d'emblée dans le cartilage provenait du liquide sanguin, pourquoi le processus demeurerait-il localisé? Or, dans l'altération amyloïde apparaissant presque simultanément dans un grand nombre d'organes, nous sommes forcé d'admettre pour condition pathogénique principale, un trouble général de nutrition. Il nous paraîtrait donc assez rationnel de penser que, sous cette influence nécessaire, les différents tissus de l'organisme puissent devenir le siége de troubles nutritifs suffisants pour entraîner, aux dépens de leurs matériaux propres, le développement d'une substance spéciale, dont le mode de formation serait lié à une diminution dans l'activité fonctionnelle des éléments anatomiques.

Quel serait le rôle du sang d'après cette théorie? C'est là un des nombreux *desiderata* de la science. Un trouble général de nutrition tel que nous le comprenons ne peut exister sans qu'il en résulte dans la constitution du sang certaines modifications intimes; car pour se faire d'une manière normale la nutrition exige deux conditions également importantes : il faut d'une part que la composition du liquide sanguin demeure physiologiquement parfaite, et d'autre part que les éléments mêmes de nos tissus aient conservé toute leur intégrité fonctionnelle. Lorsque la nutrition s'altère, cette altération retentit à la fois sur le sang et sur les éléments anatomiques. Il se peut donc que les matériaux albuminoïdes contenus dans le plasma sanguin présentent certaines modifications qui les rendent dès lors impropres à susciter l'activité des éléments avec lesquels ils se mettent en contact; mais les perturbations qu'éprouvent ces derniers dans leurs propriétés vitales ne doivent pas être complétement négligées. Nous les avons vues jouer le rôle principal dans la dégénérescence isolée des cartilages, et l'étude du processus pathologique, envisagé d'une manière générale, vient encore appuyer cette manière de voir.

La théorie de la formation sur place est adoptée par Frerichs et par Saviotti. M. Jaccoud s'exprime ainsi à ce sujet : « Les conditions étiologiques précédemment étudiées ont pour caractère commun d'altérer profondément la nutrition générale ; sous cette influence, l'échange interstitiel de matières qui constitue la nutrition propre de chaque organe, se fait suivant un mode anormal, et le tissu perd graduellement ses caractères de tissu animal parfait... En conséquence je suis beaucoup plus porté à croire que la transformation a lieu sur place aux dépens des matériaux propres de l'organe. »

Nous devons ajouter que le mode d'évolution du produit morbide dans l'intérieur même des éléments figurés, s'accorde rigoureusement avec la formation sur place aux dépens des matériaux qui s'y trouvent normalement contenus. La marche caractéristique du processus nous paraît même une confirmation de la théorie : nous savons en effet que l'altération amyloïde occupe de préférence, au début, le foie, la rate, les reins et, d'une manière générale, ce groupe d'organes auxquels on a donné la dénomination de *lymphoïdes*. Il est aisé de le comprendre : par les fonctions qui leur sont dévolues, ils tiennent directement sous leur dépendance la nutrition de l'organisme. Aussi les altérations de nutrition, et la dégénérescence amyloïde est de ce nombre, doivent-elles plus spécialement les atteindre. D'ailleurs, même dans chacun d'entre eux, la lésion débute par les parties de leurs tissus que l'on peut regarder comme le siége principal des phénomènes nutritifs : c'est-à-dire, la paroi des plus fins ramuscules vasculaires, et les éléments anatomiques périvasculaires.

Disons encore que la formation sur place de la matière amyloïde pourrait, jusqu'à un certain point, nous rendre compte des différences que présente cette matière, sous l'influence des mêmes réactifs, lorsqu'on l'examine dans divers organes.

Avant de terminer l'étude pathogénique du processus, nous croyons devoir dire quelques mots des recherches originales entreprises tout récemment par Dickinson sur la nature de la dégénérescence. Pour ce savant observateur, la matière dite amyloïde ne serait autre chose qu'une des matières albuminoïdes normales de l'organisme, privée de ses alcalis : ce qui tendrait à le prouver, c'est la possibilité de fabriquer de toutes pièces une substance donnant la réaction iodo-sulfurique, en désalcalinisant par des procédés artificiels de l'albumine ou de la fibrine. La suppuration qui entraîne avec elle une déperdition notable des sels de soude et de potasse, contenus à l'état normal dans le sang et les tissus, serait donc la condition pathogénique par excellence de la dégénérescence dite amyloïde. L'albuminurie pourrait, dans certains cas très-rares, suppléer la suppuration dans son rôle étiologique. Dickinson admet d'ailleurs comme Virchow la nature dyscrasique de l'altération ; et le produit morbide se formerait probablement aux dépens des matériaux albuminoïdes du sang, préalablement désalcalinisés. L'auteur ne cite pas d'analyses du sang, à l'appui de sa théorie ; mais il a directement constaté dans le foie une diminution notable des sels alcalins.

L'opinion de Dickinson sur la pathogénie du processns est

plus séduisante qu'exacte. Il lui faudrait la sanction d'une analyse confirmative du sang. Elle n'échappe pas aux objetions que nous avons faites à la théorie de Virchow, dont elle n'est qu'une modification. Enfin, la suppuration, malgré sa fréquence, n'est pas la seule cause qui puisse amener le développement de la dégénérescence.

Si maintenant nous jetons un coup d'œil d'ensemble sur cette question de pathogénie encore peu connue, nous ne trouvons au milieu de tant de données incertaines, qu'un seul fait rigoureux : c'est qu'il faut surtout voir dans l'altération amyloïde l'expression d'un trouble général de nutrition. Aussi le nom de dégénérescence sous lequel on la désigne aujourd'hui nous paraît-il le mieux approprié à sa nature. Elle appartient en effet à cette classe de lésions *passives* que Virchow a si bien étudiées et qui présentent, comme caractère essentiel, l'affaiblissement ou la perte de l'activité fonctionnelle des éléments qu'elles frappent. Or, à ce titre, le processus amyloïde est un processus passif par excellence, nous disons plus, un processus passif dès le début. Nous l'avons vu d'ailleurs marcher fatalement vers la destruction de l'élément envahi. La régénération n'est pas possible, du moins dans les phases avancées de l'altération, et l'élément se trouve peu à peu transformé en une masse irrégulière, sans forme anatomique et sans structure appréciables. Il y a donc là réellement nécrobiose, c'est-à-dire destruction de l'élément. Mais ce dernier, une fois détruit, est remplacé par le produit morbide qui persiste bien longtemps encore avec ses caractères propres, au milieu des parties de l'organe demeurées intactes. Le ramollissement qui, pour Virchow, est le résultat final des processus nécrobiotiques, n'existe pas à vrai dire dans le processus amyloïde, et dans les cas très-rares où il se montre, on doit plutôt le rapporter à l'arrêt absolu de la circulation. L'altération amyloïde est donc une dégénérescence, puisque le processus qui la constitue atteint directement les éléments anatomiques, et que son mode d'évolution est lié à des troubles profonds dans leur activité fonctionnelle ; mais ce n'est pas une forme simple de dégénérescence avec conservation de l'élément, comme l'admet Virchow. Ce n'est pas non plus un processus nécrobiotique, dans le sens que donne le même auteur au mot nécrobiose, puisqu'il n'y a pas de ramollissement. C'est une dégénérescence spéciale aboutissant à la destruction complète des éléments envahis, et s'accompagnant d'induration, même à la fin du processus.

CHAPITRE VI.

SYMPTOMATOLOGIE GÉNÉRALE.

Il nous paraît presque impossible, dans l'état actuel de nos connaissances, de faire de la dégénérescence amyloïde, considérée en général, une étude complète au point de vue clinique. La plupart des travaux entrepris sur ce point de pathologie n'ont guère trait qu'à l'histoire isolée de l'altération dans les divers organes ; mais la marche envahissante de la dégénérescence, étudiée comme maladie, les formes pathologiques différentes qu'elle peut revêtir, ont été jusqu'ici à peu près entièrement négligées.

C'est qu'en effet le processus morbide se trouve soumis, dans son évolution, à des conditions pathogéniques nécessaires. La dégénérescence ne se montre jamais, pour ainsi dire, à l'état de simplicité. Il faut, pour qu'elle existe, que l'organisme soit déjà profondément atteint dans sa nutrition propre, qu'il soit le siége d'un véritable état cachectique. Or, les cachexies sont multiples comme les états pathologiques qui leur donnent naissance. Outre les caractères communs qu'elles offrent, elles empruntent à l'affection primitive un certain nombre de caractères accessoires. Il faut donc avant tout, quand on veut aborder l'étude clinique du processus dégénératif qui vient les compliquer, faire la part des symptômes et nettement dégager ceux qui appartiennent en propre à la dégénérescence. — La question devenue moins complexe, n'en présente pas moins encore de grandes difficultés. Car il ne s'agit pas d'une altération bien franchement limitée à un ou plusieurs organes. La généralisation est, nous l'avons vu plus haut, un des traits distinctifs du processus amyloïde, et la physionomie morbide ne peut plus être la même, lorsque le siége et l'étendue des lésions diffèrent.

Nous ne pouvons, dans cette étude générale, tracer le tableau symptomatique de la dégénérescence suivant chacun des organes pris en particulier. Nous dirons seulement que l'apparition du produit morbide entraîne d'une manière presque nécessaire de graves perturbations dans la fonction des parties qui en sont atteintes; et comme l'altération occupe de préférence les organes qui semblent le plus intimement liés à la conservation parfaite du liquide sanguin et à la nutrition générale, on conçoit aisément toute l'importance pathologique qu'elle acquiert par le fait même de sa présence. Nous n'avons malheureusement que des données bien vagues sur la valeur de ces troubles fonctionnels. Ils se confondent, pour la plupart, avec ceux de la cachexie préexistante : encore ne les a-t-on recherchés que dans un petit nombre d'organes.

L'aspect clinique de la dégénérescence varie surtout d'après le siége et l'étendue des lésions. — En nous plaçant à ce point de vue, il nous semble possible de créer plusieurs types morbides auxquels puissent venir se rapporter les principaux caractères symptomatiques de l'altération.

Nous admettrons tout d'abord une *forme commune*, celle qu'offre la dégénérescence dans la généralité des cas.

1° Dans cette forme, le foie, la rate, les reins, présentent, dès le début, les lésions prédominantes. Ces trois organes sont le plus souvent atteints ensemble. Plus rarement la dégénérescence n'occupe que deux d'entre eux, et ce sont presque toujours alors la rate et les reins. Sur les 76 cas notés par Rosenstein, le foie, la rate et les reins étaient 48 fois altérés simultanément, et 20 fois seulement la rate et les reins.

Le même mode d'évolution se retrouve, d'ailleurs, dans la plupart des autres formes de dégénérescence ; mais les altérations du début ne conservent pas le caractère prédominant que nous observons ici.

Le début se fait habituellement d'une manière silencieuse, au milieu même des symptômes de la cachexie préexistante. Elle échappe, à cette période, à l'observation la plus attentive, et ce n'est guère que dans les phases plus avancées, lorsque l'altération est déjà étendue, qu'il est permis d'en soupçonner l'existence.

L'examen clinique doit toujours porter sur les trois organes que nous avons mentionnés plus haut ; et ce sont ordinairement les signes physiques qui mettent les premiers sur la voie.

L'augmentation de volume coïncide habituellement avec la dégénérescence du foie et de la rate. Sur 23 observations de Frerichs, le foie a été trouvé amplifié 17 fois et la rate 14 fois. L'augmentation de volume se fait d'ailleurs régulièrement : la surface de l'organe est lisse et unie, sa consistance un peu plus ferme ; le rebord antérieur du foie est un peu moins tranchant qu'à l'état normal, mais il n'offre jamais, à moins de complication, la forme mousse et arrondie que l'on observe plus particulièrement dans la dégénérescence graisseuse. La rate et le foie peuvent acquérir des dimensions considérables, et l'on cite des cas où ces deux viscères remplissaient presque complétement la cavité abdominale : mais il est à noter que cette sorte d'hypertrophie est généralement indolore, ou ne s'accuse que par une simple sensation de plénitude. Les troubles fonctionnels qui doivent nécessairement accompagner le développement du produit morbide dans les cellules hépatiques et les ramuscules vasculaires ne sont encore que très-imparfaitement connus. L'ictère se montre rarement, et la matière colorante de la bile n'apparaît pas dans les urines. Dans les 23 cas de Frerichs, l'ictère n'existait que 2 fois : encore y avait-il compression des canaux biliaires par les ganglions du hile augmentés de volume. On a indiqué la décoloration des selles et la tympanite comme les conséquences fréquentes du trouble des fonctions biliaires. Ces deux symptômes ne nous semblent pas très-valables. Ajoutons d'ailleurs, avec Wagner, que l'altération amyloïde du foie n'entraîne pas dans la veine porte de stase sanguine bien prononcée. L'ascite, qui n'est pas souvent observée, devrait plutôt, lorsqu'elle existe, être rapportée à la dégénérescence des reins ou à l'état cachectique du sujet, ce que Wagner explique par une action de suppléance des capillaires demeurés intacts, et par l'état profondément anémique des malades. Nous aimerions mieux voir dans ce fait le résultat naturel du mode d'envahissement du processus ; car l'altération atteint, surtout au début, les ramuscules de l'artère hépatique. Les troubles évidemment apportés dans la fonction glycogénique du foie par la présence de la matière amyloïde ne se révèlent sur le vivant par aucun phénomène appréciable. Nous avons vu cependant que Frerichs a constaté une absence presque complète de sucre dans le foie amyloïde.

Quant aux troubles fonctionnels du foie considéré dans ses rapports avec la constitution normale du sang et avec la nutrition générale, nous ne les connaissons que d'une manière très-vague.

En nous en rapportant aux données de la physiologie, la dégénérescence amyloïde devrait avoir pour conséquences directes l'abaissement du chiffre des globules rouges, l'augmentation des globules blancs, puis tout le cortége symptomatique de l'hydrémie et de l'anémie.

L'altération amyloïde doit entraîner dans les fonctions de la rate des perturbations du même ordre.

D'après Niemeyer, la dégénérescence du parenchyme splénique semble plus particulièrement coïncider avec des hydropisies et des hémorrhagies multiples. Mais il nous paraît bien difficile d'apprécier à leur juste valeur ces divers phénomènes morbides. Il ne faut pas oublier que la plupart des cachexies peut leur donner naissance, et l'état cachectique domine nécessairement le tableau symptomatique de la dégénérescence. Cependant un symptôme qui nous semble avoir une importance clinique réelle, comme signe de l'altération amyloïde, est l'albuminurie, surtout lorsqu'elle s'accompagne de certains caractères. La dégénérescence des reins coïncide assez habituellement avec les modifications suivantes de l'urine. D'après G. Stewart, la quantité d'urine excrétée serait constamment augmentée au début : ce que l'on devrait attribuer à la présence de la matière amyloïde dans les fibres-cellules des artérioles, qui perdraient ainsi leur influence régulatrice sur la circulation du sang. Plus tard, lorsque surviendrait le rétrécissement des vaisseaux, la sécrétion éprouverait une notable diminution. L'urine est généralement pâle, de faible densité ; elle renferme des proportions très-variables d'albumine. Examinée au microscope, elle offre à considérer, dans un grand nombre de cas, des cylindres hyalins, granuleux, granulo-graisseux, enfin des cellules épithéliales déformées, irrégulières, souvent infiltrées de graisse. D'après Stewart et Braün (de Vienne), on pourrait quelquefois rencontrer des débris d'épithelium donnant la réaction caractéristique. Le fait doit être exceptionnel ; car on ne l'a pas retrouvé depuis les recherches de ces deux observateurs. Dans son étude sur la dégénérescence amyloïde, Fehr s'éloigne un peu de la description de G. Stewart. L'urine présenterait constamment une diminution de quantité ; ce qui s'accorde avec les résultats obtenus par Virchow. L'auteur partage d'ailleurs l'opinion de Traube sur les modifications qu'éprouve l'urine sous l'influence d'un état fébrile intercurrent. Sa coloration devient alors plus foncée et sa densité momentanément augmentée. D'après Posca, qui s'est occupé de la question au même point de vue, l'influence de la fièvre sur la dégénérescence des reins n'est pas encore suffisamment établie. Disons, en terminant, que Taësler, dans des recherches toutes récentes, se range à l'avis de Stewart sur les variations de quantité que fait subir à l'urine l'altération amyloïde des reins. Il résulterait aussi de plusieurs analyses comparatives, que les matériaux solides de l'urine tendent à diminuer d'une façon natable, surtout le chlorure de sodium et les phosphates; l'acide urique disparaît entièrement.

Dans certains cas assez rares, on a noté comme symptôme propre de la dégénérescence l'apparition d'hématuries abondantes. Nous n'insisterons pas sur la valeur de ce signe, dont nous avons déjà étudié les causes, et qui n'a, d'ailleurs, rien de spécial à l'altération des reins, puisqu'il dépend essentiellement de la rupture des petits vaisseaux, rendus friables par la présence, dans leur paroi, de la matière amyloïde. L'hémorrhagie se montre quelquefois dans le foie et la rate; mais elle se borne alors à de simples extravasations peu abondantes, au milieu même de leur parenchyme. Nous la retrouverons plus bas accompagnant la dégénérescence de la muqueuse digestive et des poumons.

On n'est pas encore bien fixé sur la relation qui existe entre l'altération amyloïde des reins et les diverses hydropisies. Rosenstein les considère comme presque constantes dans tous les cas (61 fois sur 72). G. Stewart, au contraire, les regarde comme relativement rares (6 sur 100), lorsque la dégénérescence est à l'état de simplicité, sans complication de néphrite interstitielle.

Fehr note l'œdème 98 fois sur 152. — Pour nous, en présence de résultats si peu concordants, nous nous croyons fondés à admettre pour l'hydropisie un mécanisme complexe; et nous pensons que la cachexie préexistante joue dans sa production un rôle peut-être prépondérant.

En résumé, de tous les symptômes que nous venons de passer en revue, l'albuminurie seule nous paraît offrir une importance réelle, à cause de sa grande fréquence. Encore n'existe-t-elle pas dans tous les cas : Braün (de Vienne) a recueilli un certain nombre de faits de dégénérescence, où l'albuminurie a complètement manqué, et où l'on a cependant constaté, à l'autopsie, une altération amyloïde des reins très-avancée. — Pleischl et Klob rapportent un fait analogue observé à la Clinique d'Oppolzer (1860).

La forme de dégénérescence que nous avons déjà dit être la plus ordinaire, se limite souvent au foie, à la rate, et aux reins. — Lorsqu'elle envahit secondairement d'autres organes, elle ne s'y montre pas généralement assez étendue, pour révéler sa présence par quelque phénomène morbide appréciable. Nous en exceptons cependant le tube digestif dont l'altération amyloïde est, comme nous le savons, assez fréquente (30 fois sur 129). — On observe le plus habituellement alors une diarrhée opiniâtre et quelquefois des vomissements, lorsque l'estomac se trouve lui-même atteint.

2° Mais dans certains cas, les troubles digestifs, devenus prédominants, semblent donner à la dégénérescence uu aspect clinique tout particulier. — Cette nouvelle forme de la maladie, que l'on peut le mieux observer chez les enfants, présente comme symptômes principaux : une diarrhée, rebelle à toute médication, incoercible, sans rémissions, mais ne s'accompagnant pas de coliques ni de douleur abdomidale ; les garde-robes, toujours liquides et assez abondantes, ne se répètent qu'à intervalles assez modérés. Elle sont le plus souvent séreuses, blanchâtres : mais chez les sujets très-jeunes, elles offrent plutôt une coloration verdâtre. — Avec la diarrhée, coïncide habituellement une inappétence complète. — Les hémorrhagies constituent un symptôme important de la dégénérescence de l'intestin. — Elles existaient 2 fois sur 5 cas recueillis par M. Hayem. G. Stewart, les note également comme fréquentes. Elles n'apparaissent que dans les degrés avancés de l'altération ; mais elles peuvent, par leur abondance, acquérir une gravité extrême. — Les vomissements se montrent assez rarement. On doit les rapporter, à la dégénérescence de l'estomac dont ils révèlent le trouble fonctionnel.

Dans la majorité des cas, ces vomissements sont presque entièrement formés de mucosités ou de matières alimentaires.— Quelquefois cependant on a vu survenir de véritables hématémèses, succédant, comme les hémorragies intestinales, à la rupture des artérioles ou des capillaires dégénérés.

Les formes de dégénérescence qui nous restent à examiner doivent être considérées comme exceptionnelles : leur existence nous paraît cependant s'appuyer sur des faits trop bien observés, pour que nous les passions complètement sous silence.

3° Nous indiquerons tout d'abord la forme pulmonaire, dont nous trouvons un exemple des plus nets dans le mémoire de M. Hayem, et qui depuis a été rencontrée trois fois par le même auteur. Dans cette forme que l'on pourrait désigner sous le nom de *thoracique*, par opposition avec celles précédemment étudiées, les symptômes prédominants se montrent du côté des poumons. — Les signes physiques et fonctionnels présentent une analogie frappante avec ceux de la tuberculose pulmonaire, et c'est en effet avec cette dernière que nous la trouvons confondue dans l'observation de M. Hayem. L'hémoptysie et tous les signes ordinaires des cavernes pulmonaires, tels que respiration et souffle caverneux, gargouillement, etc., peuvent être constatés dans les deux cas. — Un caractère distinctif assez valable pourrait se tirer de la différence du siége occupé par les deux altérations.

La dégénérescence amyloïde n'a pas dans le poumon de siége de prédilection bien marqué : elle paraît atteindre aussi souvent la moitié inférieure que le sommet de l'organe.

4° Nous venons de montrer la dégénérescence, envahissant dès le début un certain nombre d'organes, et pouvant, d'après la prédominance de tels ou tels troubles fonctionnels, revêtir successivement plusieurs aspects cliniques différents. — Dans quelques cas, d'ailleurs fort rares, la généralisation du processus morbide est poussée à l'extrême, et l'altération frappe presque à la fois le plus grand nombre des organes. Cette forme généralisée de la dégénérescence, dans laquelle nous faisons rentrer le cas cité plus haut de Wagner (*Archives Heilk.*, 1866) et un fait publié par MM. Duguet et Hayem (Société de biol., 1865), doit malheureusement être admise plutôt comme forme anatomo-pathologique que comme forme clinique. Nous ignorons entièrement les caractères symptomatiques particuliers qu'elle emprunte à la multiplicité des lésions. — Peut-être la dégénérescence offre-t-elle alors une marche un peu plus rapide qu'à l'ordinaire et s'accompagne-t-elle d'un état cachectique plus grave.

5° En regard de la forme généralisée, se place naturellement la *forme de dégénérescence limitée à un seule organe.* — La localisation peut se faire dans le rein, la rate, ou le foie. Mais dans la presque généralité des cas, ce sont les reins qui la présentent. — Rosenstein l'a notée 5 fois sur 76, occupant les reins seuls. — Sur un relevé de 129 cas, Fehr a rencontré l'altération amyloïde bornée aux reins 25 fois, à la rate 3 fois, et au parenchyme hépatique 1 fois. Il nous paraît très probable que dans la plupart des faits observés, la dégénérescence n'était encore qu'à son début, et qu'elle n'aurait pas manqué de suivre plus tard sa marche envahissante habituelle.

Quoi qu'il en soit, cette forme localisée de l'altération doit présenter des différences symptomatiques en rapport avec l'organe qui en devient le siége. Lorsqu'elle occupe les reins, elle se confond presque complètement avec la maladie de Bright dont elle a été regardée comme une des formes.

On est en droit de se demander, si dans ces cas, le développement de la matière dite amyloïde ne serait pas sous la dépendance immédiate du trouble nutritif local, amené dans le rein par les lésions inflammatoires.

Le tableau général que nous venons de tracer de la dégénérescence au point de vue clinique, ne peut évidemment embrasser la symptomatologie complète de processus dégénératif. Il nous faudrait pour cela suivre la dégénérescence dans chacun des organes qu'elle atteint; et les limites que nous nous sommes imposées ne nous permettent pas d'aborder de pareilles recherches. Il nous suffira donc de mentionner quelques détails cliniques que nous n'avons pu faire rentrer dans la description précédente.

L'altération amyloïde des capsules surrénales, lésion d'ailleurs rare, a été indiquée comme pouvant donner lieu à la coloration bronzée des téguments, qui caractérise essentiellement la maladie d'Addison.

Une des manifestations les plus remarquables, mais aussi les moins bien connues de la dégénérescence, l'altération amyloïde des muscles striés, présenterait d'après Rokitansky, comme symptôme appréciable, la brusque apparition de douleurs, ayant pour siége principal les masses musculaires altérées, et revenant par accès. Quant à l'altération amyloïde du cœur qui semble plus particulièrement accompagner la forme généralisée de la dégénérescence, elle n'a jamais été constatée qu'à l'autopsie. Nous avons déjà vu qu'elle peut coïncider avec des altérations de même nature dans le péricarde et les couches profondes de l'endocarde. La lésion de cette dernière membrane a paru dans un cas amener la formation d'un caillot intra-cardiaque.

Quelle que soit la forme clinique que revête la dégénérescence, elle emprunte à ses conditions pathogéniques spéciales des caractères généraux communs, devant lesquels s'effacent les symptômes qui lui appartiennent en propre. Apparaissant toujours dans le cours d'une affection chronique ou de longue durée, qui a le plus souvent débilité profondément l'organisme, elle marche habituellement entourée de l'appareil symptomatique des cachexies. Car, nous ne pouvons trop le répéter, la dégénérescence amyloïde est, avant tout, l'expression d'un état cachectique grave. Une fois développée dans un organe, elle progresse d'une manière continue, tendant dès le début vers la généralisation. Elle parcourt d'ailleurs ses phases successives avec une lenteur apparente, mais sans offrir de rémission ou de temps d'arrêt. — Lorsqu'elle existe seule, sans complication, sa durée est assez longue; elle peut même se prolonger plusieurs mois. Mais il arrive fréquemment que la marche de la dégénérescence soit hatée par un état morbide intercurrent. De ces complications, les unes présentent avec l'altération amyloïde certaines relations appréciables : les autres ne doivent être regardées que comme de simples coïncidences. Nous ne nous occuperons que des premières : Elles peuvent se diviser en trois groupes Dans le premier se rangent les complications directement liées à la présence de l'altération dans les divers organes. A ce groupe appartiennent : les hémorrhagies causées par la rupture des vaisseaux dégénérés, lorsqu'elles deviennent assez abondantes pour compromettre d'une manière immédiate la vie du malade; certains états pathologiques que nous pourrions réunir sous le titre commun de *complications de voisinage*, et parmi lesquels se placent par ordre d'importance, les inflammations amenées par la présence du produit morbide dans les parties de l'organe demeurées intactes, comme les néphrites interstitielle et parenchymateuse, la pneumonie, etc. : l'atrophie, la dégénérescence graisseuse, etc.

Viennent ensuite les complications que l'on pourrait plus spécialement rattacher à la dégénérescence d'un organe. — Ainsi pour l'altération des reins : l'hypertrophie du ventricule gauche, qui paraît surtout se montrer dans les cas où il existe en même temps complication de néphrite (Fehr) l'hyperémie et l'œdème pulmonaire (G. Stewart), très-rarement l'hémorrhagie cérébrale, l'apoplexie rétinienne les troubles urémiques. Citons encore d'après Traube, les inflammations des séreuses, pleurésie, péritonite, endo-péricardite, dont le développement semble coïncider avec la diminution de l'urée.

Dans un troisième groupe, se rangent les complications de l'affection qui a servi de cause déterminante à la dégénérescenc .

Terminaisons. — La mort est la terminaison presque constante de la dégénérescence amyloïde. Nous trouvons bien dans la science un certain nombre de faits, ayant trait à la terminaison possible par guérison ; mais nous ne pouvons les considérer que comme réellement exceptionnels. Dans la plupart de ces cas, il s'agissait d'ailleurs de la dégénérescence au début, et l'on sait de quelles difficultés presque insurmontables se trouve entouré le diagnostic de l'altération à cette période. Aussi malgré l'autorité de Frerichs, Graves, Budd, G. Stewart, admettons-nous que la guérison de la dégénérescence nous paraît à peu près impossible, surtout lorsqu'elle affecte ses formes cliniques ordinaires. Le processus pathologique une fois apparu, ne rétrograde pas ; et les lésions qu'il entraîne à sa suite dans les organes les plus essentiels demeurent à jamais irrémédiables. La mort peut arriver par le fait même d'une des affections intercurrentes que nous avons indiquées plus haut ; mais elle succède le plus souvent à la profonde débilitation que reçoit l'organisme sous l'influence de la cachexie première et du processus dégénératif qui la complique.

Pronostic. — Le pronostic est donc très-grave d'une manière absolue, puisque nous admettons comme règle la terminaison fatale. Mais, étudié au point de vue de la durée de la dégénérescence, le pronostic varie suivant le siége et l'étendue des lésions, suivant aussi la cause pathologique qui paraît avoir amené leur développement. La forme généralisée de la dégénérescence occupe le premier rang comme gravité : viennent ensuite les formes de l'altération avec prédominance du côté de la muqueuse digestive et des reins. Le pronostic est, toutes choses égales d'ailleurs, plus absolument mortel, lorsque la dégénérescence succède à la tuberculose pulmonaire, à la scrofule, ou aux suppurations osseuses de longue durée. Il semble un peu moins grave, lorsque le processus apparaît dans le cours des cachexies syphilitique ou paludéenne.

CHAPITRE VII.

TRAITEMENT.

Nous ne dirons que peu de mots du traitement. Il présente toujours deux indications principales : l'état pathologique qui a servi de cause déterminante, et la dégénérescence elle-même. Parmi les nombreux moyens thérapeutiques mis en usage contre cette dernière, bien peu nous paraissent offrir quelque valeur. Mentionnons cependant, d'après Graves, l'iodure de potassium et les pilules bleues, dont l'emploi longtemps continué a été dans certains cas de dégénérescence liés à la cachexie syphilitique, suivi d'une amélioration apparente : d'après Frerichs l'iodure de potassium et le fer alternant avec les bains d'Aix-la-Chapelle. Budd a vanté l'efficacité du chlorhydrate d'ammoniaque donné à petites doses. L'emploi des eaux minérales a été aussi fortement recommandé. Nous citerons les eaux alcalines de Vichy, Ems, Carlsbad, les eaux sulfureuses de Wilbach (Roth). Dans un récent mémoire, Wetzlar note 4 guérisons, dues à l'usage des eaux d'Aix-la-Chapelle. Frerichs les employait surtout comme adjuvant thérapeutique. Disons en terminant que Dickinson vante les préparations alcalines, comme le véritable spécifique de la dégénérescence amyloïde, tandis que Budd et Murchison recommandent au contraire l'emploi des acides.

INDEX BIBLIOGRAPHIQUE

§ I. — *Dégénérescence amyloide.*

Portal. — Traité des maladies du foie. Observations sur la nature et le traitement du rachitisme.

Hodgkin. — On some morbid, etc.; *in* Med. chirurg. Transact., 1832.

Andral. — Clinique médicale, t. IV.

Graves. — Clinical Medicine.

Rokitansky. — Lehrbuch der path. Anat., t. II, 1842. — 3e édition, 1855t

Christensen. — Copenh. Ugeskrift, 1844. — Oppenheim Zeitschrift, 1845.

Budd. — On Disease of the liver; 1re édition, 1845; 3e édition, 1857.

Schrant. — Over de Goed en Kwaadardige Geswellen; Amsterdam, 1851. — de colloïdgraep, Neederl. Weckbl., 1853.

Virchow. — Ueber eine, etc.; *in* Arch. für path. Anat., t. VI, 1853; (eodem loco) Zur cellulose Frage, t. VIII, Zur cellulose Frage; t. VIII, Ueber der Gang, etc.; t. XI, Neue Beobachtungen, etc. — Die cellular Pathologie; Berlin, 1857; traduction française de Picard, 1861.

Meckel. — Die Speck oder Cholestrin-Krankheit; *in* Annalen des Charite-Krankenhauses, t. IV, 1853.

Gubler. — Gazette médicale, n° 17; Paris, 1852.

Robin et Duplay. — Comptes-rendus de la Soc. de biol., 1853.

Gairdner. — On waxy degeneration; *in* Monthly Journal of medical Science, 1854.

Wilks. — Cases of lardaceous, etc.; *in* Guy's Hospital Reports, 1856.

Robin et Guyon. — Comptes-rendus de la Soc. de biol.; 1856.

Friedreich. — Arch. für path. Anat., t. XI, 1857; t. XIII, 1859.

Todd. — Clinical Lectures, 1857, lect. II.

Robin et Littré. — Dictionnaire de Nysten, 1858.

Pagenstecher. — Ueber die amyloïde Degeneration; Wurtzburg, 1858.
Traube. — Medicin Centralzeitung, 1858 — Deutsche Klinik, 1859.
Beckmann. — Arch. für path. Anat., t. XIII, 1859.
Schmidt. — Annalen der Chemie und Pharmacie, 1859, t. CX.
Friedreich und Kekule. — Arch. für Path. anat., t. XVI, 1859.
Charcot. — Comptes-rendus de la Soc. de biol., 1859.
Neumann. — Deutsche Klinik, 1860.
Lambl et Loeschner. — Aus dem Franz-Ioseph Kinderspital, 1860.
Pleischl et Klob. — Wiener med.; Zeitung, 1860.
Frerichs. — Maladies du foie, traduction française, 1862.
Wagner (E). — Arch. der Heilkunde, 1861.
Grainger Stewart. — Edinb. medical Journal, février 1861; — août 1864; Brit. Rev., t. XXXVIII, 1866; Brit. Rev., t. XLI, janvier 1868.
Cornil. — Comptes-rendus de la Soc. de biol., 1862-1863.
Lindwurm. — Henle und Pfeufer's Zeitschrift, t. XIV, 1862.
Hertz. — Greisfwald's med. Beitrage, 1863.
Braun. — Ueber den nexus der, etc.; *in* Wochenblat der Zeitschrift der K. K. Gessellschaft der aertze in Wien, 1864.
Cornil. — Des Lésions anatomiques du rein dans l'albuminurie; thèse de Paris, 1864.
Hayem (G.). — Étude sur deux cas de dégénérescence, etc.; *in* mémoires de la Soc. de biol., 1864.
Zencker. — Ueber die Verunderaugen, etc.; Leipzig, 1864.
Waldeyer. — Arch. für path. Anat., t. XXXIV.
Sigmund Rosenstein. — Die Pathologie und Therapie der Nieren-Krankheiten; Berlin, 1863,
Kühne et Rüdneff. — Virchow's Arch., t. XXXIII, 1865.
Förster. — Handbuch der allgemeinen path. Anat., 1865.
Cohnheim. — Virch. Arch., t. XXXIII, 1865.
Jaccoud. — Dict. de médecine et de chirurgie pratiques, 1865. — Clinique médicale, 1866.
Hayem. — Dégénérescence du tube digestif et du tissu cellulo-adipeux; *in* mémoire de la Soc. de biol., 1865; Gazette médicale, 1866.
Wilson Fox. — Case of fatal purpura, etc.; *in* Brit. and for. med.-chirurg. Review; october 1865.
Cornil (V.). — Dégénérescence amyloïde; *in* Dictionnaire encycl., 1866.

Saviotti (E.). — Del processo amiloïde ; Turin, 1866.
Fehr. — Dissert. inaug. ; Berne, 1866.
Jaccoud. — Gazette des hôp., 1867.
Murchison. — Lancet, 14 avril ; 1867.
Dickinson. — Med.-chir. Transact., p. 39 ; 1867.
Posca. — Dissert. inaug. ; Greisfwald, 1867.
Taesler. — Dissert. inaug. ; Greisfwald, 1867.
Wagner. — Arch. d. Heilk, 1866.
Neumann (E.). — Arch. d. Heilk., IX, I, p. 35 ; 1868.

§ II. — *Corpuscules amylacés ou amyloïdes.*

Valentin. — Gewebe des Menschlichen, etc., Wagner's Handvörterbuch der physiol. ; Braunsweig, 1842.
Lebert. — Phys. pathol., 1845.
Schmidt. — Zur Vergleichend Phys. Virbellosen thiere, 1845.
Virchow. — Ueber eine, etc. ; *in* Arch. für Pathol., t. VI, 1853.
Donders. — Neederl. Lancet, 1853.
Luschka. — Corpora amylacea in ganglion Gasseri Arch. fur Path., t. VI, 1853.
Busk. — On a substance presenting, etc. ; *in* Quart. Journ. of micr. sc., 1854.
Carter. — On the extensive, etc. ; Edinb. med. Journ., 1855.
Friedreich. — Corpora amylacea in der Lungen ; *in* Arch. fur Path. Anat., t. IX, X, XXX, 1864.
Paulicki. — Corpora amylacea in der Prostata ; Arch. fur Path., Anat., t. XVI, 1859.
Luys. — Gazette med. de Paris, 1859.
Rouget (Ch.). — Les Substances amylacées ; *in* Journal de physiol., t. II, 1859.

A LA MÊME LIBRAIRIE

BRIGHT. — **Des tumeurs situées à la base du cerveau et des maladies organiques de l'encéphale**, traduit par le Dr HILLAIRET, brochure in-8 de 32 pages. 1861. 50 c.

BOUCHARD, ancien interne des hôpitaux. — **Des fractures de la rotule,** compliquées d'ouverture de l'articulation tibio-fémorale. De leur traitement. 1868. In-8° de 92 pages, 1868. 2 fr. 50

CAVASSE. — **De la Pneumonie interstitielle du sommet des poumons chez les vieillards.** In-8. 1 fr 50

COLAS, ancien interne des hôpitaux. — **De la Contraction essentielle des extrémités,** et de ses rapports avec le rhumatisme. In-8, 1868. 3 fr.

COTARD (J.), ancien interne des hôpitaux de Paris. — **De l'Atrophie partielle du Cerveau.** Grand in-8, avec deux belles planches lithographiées, 1868. 3 fr.

COSTE. — **Manuel de Dissection,** ou éléments d'anatomie générale, descriptive et topographique, par le professeur E. COSTE; Paris, in-8° de 700 pages. Au lieu de 8 fr., net 1 fr. 25

COUSIN (A.), ancien interne en médecine et en chirurgie des hôpitaux, lauréat de la Faculté de Strasbourg — **Traitement des maladies de l'oreille.** Exploration organique et fonctionnelle de l'appareil de l'ouïe; 1868. 1 vol. in-12 de 212 pages. 2 fr. 50

Trésor de l'Étudiant en médecine ou le secret des examens, seul vrai questionnaire, suivi de réponses exactes et complètes au nombre de 667 : anatomie, physiologie et histologie; 1864. 1 vol. in-32 de 168 pages. 1 fr. 25

— **Deuxième partie,** pathologie interne et externe, 920 questions et réponses; 1865. 1 vol. in-32. 1 fr. 25

DEVAL. — **Traité théorique et pratique des maladies des yeux,** par le Dr DEVAL, de la Faculté de médecine de Paris, professeur de clinique ophthalmologique, membre des Académies de médecine de Madrid, de Naples, de Marseille, de Poitiers, etc., etc.; ouvrage contenant 44 planches intercalées dans le texte, 6 planches destinées à l'appareil instrumental, 6 planches coloriées représentant les principales altérations constatables à l'ophthalmoscope, l'échelle typographique d'E. Jœger, destinée à l'épreuve de la vue. 1 beau vol. grand in-8° de 1056 pages, avec 12 pl. représentant ensemble 138 figures, dont 12 coloriées 12 fr.

ERAM (Paul), médecin des hôpitaux. — **Considérations pratiques sur l'art des Accouchements,** comprenant en outre une étude historique sur l'état de cette science en Orient, avec les indications thérapeutiques, et les soins à donner à la femme pendant la grossesse et après l'accouchement; 1860. 1 vol. grand in-8° de 430 pages. 1 fr. 50

JULLIEN (Dr). **Étude sur la nicotine.** 1868. Grand in-8. 2 fr.

HAMY (Dr). **De l'os intermaxillaire de l'homme.** Grand in-8, avec deux belles planches lithographiées. 1868. 3 fr.

PAJOT, professeur à la Faculté de médecine de Paris. — **Tableaux complets de l'art des Accouchements,** divisés en quatre parties sur une feuille in-4° petit texte. 2 fr.

ROLLET. — **Recherches** cliniques et expérimentales sur la **Syphilis**, le **Chancre simple** et la **Blennorrhagie**, en un mot, un Traité de maladies vénériennes, contenant : Principes nouveaux d'hygiène, de médecine légale et de thérapeutique, appliqués à ces maladies; par J. ROLLET, chirurgien en chef de l'hospice de l'Antiquaille de Lyon (hôpital des vénériens). 1 beau volume de plus de 600 pages, accompagné de 20 figures, dont 10 retouchées au pinceau avec le plus grand soin. Cartonné. 8 fr.

STRAUS-DURCKEIM. — **Théologie de la nature,** par le Dr Hercule STRAUS-DURCKEIM, 3 beaux vol. in-8° de 700 à 800 pages de texte chacun, et 5 planches gravées, représentant divers sujets d'histoire naturelle. Au lieu de 22 fr., net 6 fr.

On trouve à la même librairie tous les ouvrages nouveaux neufs et d'occasion.

A. PARENT, imprimeur de la Faculté de Médecine, rue M.-le-Prince, 31.

www.ingramcontent.com/pod-product-compliance
Ingram Content Group UK Ltd.
Pitfield, Milton Keynes, MK11 3LW, UK
UKHW020932180726
13838UKWH00002B/909

9 782329 120744